대한민국 **최고 의사**들이 알려주는

갑상선암의 모든 것

초판
편집위원장
정필상(단국대학교병원 이비인후-두경부외과)

저자진(가나다순)
고윤우(연세대학교 세브란스병원 이비인후-두경부외과)
구본석(충남대학교병원 이비인후-두경부외과)
권순영(고려대학교 안산병원 이비인후-두경부외과)
나동규(휴먼영상의학센터 영상의학과)
류준선(국립암센터 이비인후-두경부외과)
손영익(삼성서울병원 이비인후-두경부외과)
우승훈(경상대학교병원 이비인후-두경부외과)
이강대(고신대학교 복음병원 이비인후-두경부외과)
이국행(원자력병원 이비인후-두경부외과)
이병주(부산대학교병원 이비인후-두경부외과)
정광윤(고려대학교 안암병원 이비인후-두경부외과)
정재훈(삼성서울병원 내분비대사내과)
정준기(서울대학교병원 핵의학과)
조재구(고려대학교 구로병원 이비인후-두경부외과)
최종욱(관악이비인후과의원, 전 고려대학교병원 이비인후-두경부외과)
태　경(한양대학교병원 이비인후-두경부외과)
하정훈(땡큐서울이비인후과의원, 전 서울대학교병원 이비인후-두경부외과)
홍기환(전북대학교병원 이비인후-두경부외과)

개정판
편집위원장
권순영(고려대학교 안산병원 이비인후-두경부외과)

편집위원(가나다순)
고윤우(연세대학교 세브란스병원 이비인후-두경부외과)
구본석(충남대학교병원 이비인후-두경부외과)
김정규(대구가톨릭대학교병원 이비인후-두경부외과)
문정환(단국대학교병원 이비인후-두경부외과)
박일석(한림대학교 동탄성심병원 이비인후-두경부외과)
박준욱(인제대학교 해운대백병원 이비인후-두경부외과)
안순현(서울대학교병원 이비인후-두경부외과)
오경호(고려대학교 안산병원 이비인후-두경부외과)
이국행(원자력병원 이비인후-두경부외과)
이세영(중앙대학교병원 이비인후-두경부외과)
이윤세(서울아산병원 이비인후-두경부외과)
이준규(화순전남대학교병원 이비인후-두경부외과)
조우진(위드심의원)
지용배(한양대학교 구리병원 이비인후-두경부외과)
홍현준(가톨릭관동대학교 국제성모병원 이비인후-두경부외과)

재개정판
편집위원장
김한수(이대목동병원 이비인후-두경부외과)

편집위원(가나다순)
김다희(연세대학교 세브란스병원 이비인후-두경부외과)
남인철(가톨릭대학교 인천성모병원 이비인후-두경부외과)
박재홍(순천향대학교 천안병원 이비인후-두경부외과)
오경호(고려대학교 안산병원 이비인후-두경부외과)
우승훈(단국대학교병원 이비인후-두경부외과)
우주현(가천대학교 길병원 이비인후-두경부외과)
은영규(경희대학교병원 이비인후-두경부외과)
이동근(동아대학교병원 이비인후-두경부외과)
이윤세(서울아산병원 이비인후-두경부외과)
정수연(이대목동병원 이비인후-두경부외과)
정우진(분당서울대병원 이비인후-두경부외과)

대한민국 **최고 의사**들이 알려주는

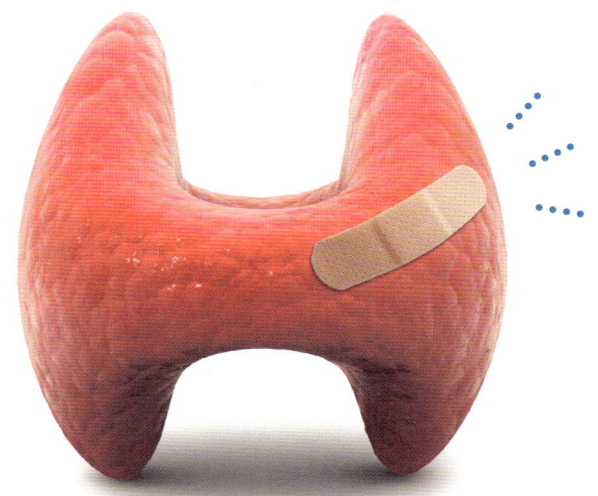

갑상선암의 모든 것

| 대한두경부외과학회 지음 |

재승출판

발간에 부쳐

이비인후-두경부외과 의사로서의 역할

대한두경부외과학회 제15대 회장
권순영

　　2014년에 이 책의 초판이 나왔다. 일반인을 독자층으로 하는 갑상선암에 대한 안내서도 부족했고, 갑상선암의 과잉진료에 대한 이슈가 불거진 사회적 상황에서 갑상선암의 진단 및 치료를 담당하는 두경부외과 의사의 관점을 담은 책이 매우 필요한 시기였다. 당시 우리 학회의 회장이신 정광윤 교수님의 적극적 의지와 정필상 편집위원장님의 추진력을 바탕으로 기획부터 출판까지 1년이라는 짧은 시간 안에 책이 출판되었고, 2쇄까지 모두 절판되는 기염을 보였다. 그리고 2017년에는 개정된 미국갑상선학회ATA의 진료지침과 미국공동암위원회AJCC 8판의 변경된 내용을 반영한 개정판을 출판하게 되었다.

이번 재개정판에서는 각종 데이터 업데이트는 물론 갑상선암 치료 전후의 영양식단 관리, 수술 후 음성재활 등 환자가 실질적으로 궁금해하지만 진료현장에서의 여러 가지 제약으로 자세히 묻거나 답할 수 없었던 내용을 보강하는 데 초점을 두었다. 또한 갑상선암의 능동적 감시active surveillance, 내시경/로봇 수술과 같은 최신 치료 지견 등도 일반인이 좀 더 이해하기 쉽도록 풀어보았다.

책이 나온 지 10년이 되어 가지만, 아직도 진료현장에서 "이비인후과에서도 갑상선 수술을 하나요?"라는 질문을 받는다. 일반인에게는 이비인후과에서 갑상선 수술을 한다는 것 자체가 이비인후과의 한 영역인 '두경부외과'라는 용어만큼 매우 생소한 것이 현실이다. 갑상선 주변의 후두, 기도, 식도와 같은 중요 장기로 암이 침범하거나 목의 림프절 전이가 심한 환자 등, 진행된 갑상선암의 치료를 주로 담당하지만 사회적 인식 면에서도 의료 수가적인 면에서도 대우가 덜한 것은 선봉 부대로 적진에 먼저 침투하는 특전사처럼 난이도가 높은 케이스를 담당해야 하는 두경부외과 의사의 숙명이라 생각한다.

앞으로 8년 뒤 이 책의 4판, 5판이 나올 무렵에는 갑상선암의 치료방식이 얼마나 더 바뀌어 있을지, 또 우리 두경부외과의의 역할이 어떻게 변하게 될지 알 수 없다. 하지만 8년 뒤에도 이비인후–두경부외과 의사들은 묵묵히 자신들의 역할을 담당하고 있을 것이다. 재개정판의 자리를 빌려 우리에게 훌륭한 유산과 전통을 남겨주신 선배님들과 항상 그 자리를 지키고 있는 동료 후배 회원님들께 깊은 감사의 말씀을 드리고 싶다.

초판에 부쳐

히포크라테스 선서

대한두경부외과학회 제11대 회장
정광윤

　이 책을 발간하기로 한 지 벌써 1년이 넘어간다. 갑상선 질환이나 갑상선암에 대한 책이 이미 있지만 외과적 수술과 내과적 치료를 담당하는 분들이 쓴 책들은 아무래도 갑상선암의 치료를 좁은 시각에서밖에 볼 수 없었다. 그동안 환자들이나 가족들이 이를 망라한 설명에 목말라한다는 요구가 있었고, 이비인후-두경부외과가 담당하는 역할을 잘 모르는 사람들에게 홍보해야 할 필요성을 느꼈다. 작업을 시작한 지 6개월쯤 되었을 때 갑상선암의 진단과 치료에 대한 논란이 매스컴을 통해 불붙게 되면서 이 책의 출판이 더욱 중요해졌다. 더욱이 국민들의 관심사가 무엇인지를 알게 되면서 이런 궁금증을 해결해주는 것이 급선무라는 생각이 들었다. 그리하여 다양한 갑상선 질환과 갑상선암에 대해 설명하고, 많은 사람이 궁금해하는 부분을 Q&A 형식으로 구성하여 독자들의 실질적인 궁금증을 해소하려 했다. 또 환자들과 의사들의 솔직한 경험을 실어서 비슷한 상황에 있는 분들에게 정확한 정보와 위로를 드리려 했다.

요즘 벌어지는 갑상선암에 대한 논란의 근본에는 돈이 있다고 생각한다. 한편에서는 돈을 벌기 위해 과잉진단하고 과잉치료한다고 주장하고, 또 다른 한편에서는 비용이 들더라도 암은 조기에 치료해야 완치할 수 있다고 주장한다. 심지어 이 논란에 갑상선을 전공한 의사들마저 끼어들어 무엇이 옳은지 판단하기가 쉽지 않다. 안타깝게도 이 논란으로 인해 치료가 지연되는 일이 자주 발생하고 있기 때문에 가까운 장래는 아니겠지만 누군가는 책임을 져야 할 때가 올 것이다.

의과대학을 졸업할 때 의사들은 '히포크라테스 선서'를 하는데, 이 선서에는 끝까지 환자를 포기하지 않고 최선을 다하겠노라는 다짐의 의미가 있다. 히포크라테스의 정신을 이해한다면 단 1명의 환자도 죽음에 빼앗기지 않으려 노력하고, 질병치료뿐 아니라 전인적인 치유를 위해 고민하는 의사들의 마음을 이해할 수 있을지도 모르겠다. 그런 고민을 담아 이 책을 출간한다.

시작하며

중용을 지키는
갑상선암 치료

대한두경부외과학회 제13대 회장
정필상

　요즘 언론을 통해서 갑상선암의 검사와 치료에 대해 많은 논란이 일고 있다. 지난 20여 년간 수천 건의 갑상선암 수술을 시행한 필자도 혼란을 느낄 정도니 일반인이나 갑상선암을 진단받은 환자들은 얼마나 당황스러울지 짐작이 간다. 이런 혼란한 상황에서 환자가 갑상선암을 정확하게 이해하고 자신에게 맞는 최선의 치료방법을 선택할 수 있도록 갑상선암 검사와 수술 및 치료를 많이 시행하는 이비인후-두경부외과 의사들과 내분비내과, 핵의학과, 영상의학과, 병리학과 의사들이 모여 이 책을 준비했다.

　지난 2001년부터 10년간 우리나라의 갑상선암 환자 수를 보면 여성은 2,808명에서 33,562명으로, 남성은 517명에서 7,006명으로 매년 평균 23.7퍼센트씩 증가했으니 그야말로 가파른 상승세다. 물론 미국 등 다른 나라도 증가하는 추세지만 우리나라는 세계에서 증가율 1위를 보이고 있다. 이런 현상에 대해 의견이 분분하다. 우리나라 의사들이 과잉검진하여 환자를 너무 일찍 많이 발견했다는 주장도 있고, 우리나라에서 갑상선암이 증가했다는 주장도 있다. 실제로 우리나라에서 갑상선암이 증가했다고 생각할 만한 몇 가지 과학적인 근거가 있다.

첫째 보건복지부 중앙암등록본부 통계를 보면 2001년부터 10년간 소아 및 청소년에서 갑상선암 발생 수가 연간 91명에서 209명으로 2.3배 증가했다. 이 환자들은 대부분 건강검진이 아니라 목에 혹이 만져져서 병원에 갔다가 진단받은 경우이니 과잉진단한 것이 아니다. 이 기간에 같은 연령대의 다른 암은 증가하지 않았다.

둘째 스웨덴에서 이민자를 대상으로 검사한 결과, 동일한 환경 아래에서도 동아시아에서 이민을 온 경우 갑상선암 발병률이 다른 지역 이민자의 평균보다 2배 이상 높다는 보고가 있다.

셋째 부모, 형제, 자식 등 직계가족 가운데 2명 이상의 갑상선암 환자가 발생하는 것으로 볼 때 우리나라가 다른 나라보다 발생률이 9.6퍼센트 높다. 이는 우리나라가 갑상선암의 유전성 소인이 높다는 방증이기도 하다.

우리나라에서 갑상선암이 증가한 데는 조기발견이나 과도한 검진이 한몫하는 것도 사실이다. 건강에 대한 사회의 관심도가 올라가면서 종합검진에 갑상선 초음파검사를 포함해서 받는 경우가 많아졌다. 또 민간보험이나 실비보험 등의 가입자가 늘면서 이들의 검진 욕구에 따라 검사도 증가했다.

갑상선암을 진단하기 위해서는 초음파검사와 함께 위험해 보이는 결절이 발견될 경우 바늘로 그 조직을 채취하여 조직검사를 하는 세침흡인검사가 필수다. 2010년 대한갑상선학회에서 정한 갑상선암 진료지침에서는 5밀리미터 이하의 결절은 아주 위험한 다른 상황이 없다면 세침흡인검사를 하지 말도록 권고한다. 그러나 진료현장에서는 이러한 지침이 잘 지켜지지 않고 있다. 가장 큰 이유는 환자들의 불안이다. A병원에서는 시간을 두고 지켜보자고 했지만, 불안한 환자가 B병원에서 세침흡인검사를 통해 암을 진단받으면 환자는 A병원이 오진했다고 원망하게 되고 경우에 따라 고소하기도 한다. 의사가 진료지침에 따라 소신껏 진료하기도 쉽지가 않은 것이다.

갑상선암을 진단받은 환자들 중 일부는 주변 사람이나 인터넷 등을 통해 얻은 온갖 정보로 무장한 채 수술을 담당할 의사를 찾는다. 이때 의사가 수술을 권하면 왜 일본에서는 수술하지 않고 관찰하는데 당신은 수술부터 권하느냐고 따지듯이 묻곤 한다. 일본에는 유명 갑상선센터가 20군데가 넘고 그중 2군데에서만 아주 경과가 좋을 것으로 예상되는 환자 가운데 원하는 환자에게 동의를 얻은 후 정기적인 검사와 관찰을 한다. 이 가운데서도 약 10퍼센트에서 30퍼센트는 암이 더 자라거나 림프절로 전이해서 결국 수술을 하게 된다. 따라서 고령자에게 발견된 착하게 생긴 암은 좀 더 지켜보고, 40세 이하의 젊은 환자에게서 발생한 갑상선암은 적극적으로 치료하도록 여러 진료지침이나 논문에서 권고하기에 필자도 이를 따르고 있다.

요즘 인터넷 카페나 SNS 등에 정보가 난무한다. 그런데 칭찬보다는 비난이, 긍정보다는 부정적인 내용이 많은 것을 보면 안타깝기 그지없다. 정상적인 표준시술을 하고 기대효과를 얻은 환자들은 대부분 말이 없다. 후유증이나 합병증을 경험한 극히 일부 환자들이 병의 진행 정도나 수술의 난이도는 따지지 않고 결과만으로 주변 사람들에게 이야기하고 체험일기니 후기니 블로그 등을 통해 여러 곳에 알린다. 그들의 경험이 정보제공의 차원에서 도움이 되는 것도 사실이지만, 문제는 이를 본 평범한 환자들까지 불안해져서 급기야 잘못된 선택을 하는 경우도 있다는 점이다. 그러나 인터넷에 갑상선 관련 카페가 생기면서 카페를 운영하는 분들의 노력으로 점점 더 정확하고 유용한 정보가 공유되어 환자들에게 도움이 되고 있다.

중국의 한 고전에서는 인생을 살아가면서 항상 중용을 지키라고 한다. 갑상선암의 진단과 치료에서도 마찬가지다. 너무 앞서가도 안 되고 반대로 과거의 치료법에 집착해도 안 될 것이다. 의료에서는 최신이 중요하지 않다. 대부분의 경우 충분하게 검증되고 안전한 것이 최선이다. 이런 의미에서 중용을 잘 지키면 항상 본인에게 맞는 최선의 진료를 선택할 수 있으리라 생각한다.

차례

발간에 부쳐
이비인후-두경부외과 의사로서의 역할   4
대한두경부외과학회 제15대 회장 **권순영**

초판에 부쳐
히포크라테스 선서   6
대한두경부외과학회 제11대 회장 **정광윤**

시작하며
중용을 지키는 갑상선암 치료   8
대한두경부외과학회 제13대 회장 **정필상**

흥미로운 갑상선 수술의 역사   20

Chapter 1

갑상선이란 무엇인가?   33

우리 몸의 난로 갑상선·33 | 나비 모양의 갑상선·34 | 우리 몸의 장작 갑상선호르몬·36 | 갑상선호르몬의 생성과정·38

Chapter 2

여러 가지 갑상선 질환   40

갑상선 양성결절·40 | 암으로 진단되는 경우·42 | 갑상설관낭종·44 |
갑상선 기능항진증·45 | 갑상선 기능저하증·46

Q & A

갑상선에 양성결절이 있다는데 안심해도 되나요?   48

1년 전에는 갑상선 양성결절이라고 했는데, 지금은 갑상선암이라고 합니다.
어떻게 된 건가요?   49

우리나라에서는 출산 후 미역국을 많이 먹는데 괜찮은가요?   49

음식과 갑상선 질환이 관련이 있나요?   50

갑상선암을 수술한 후에 생선회나 생채소 같은 날것을 먹어도 되나요?   51

Chapter 3

갑상선암의 종류와 특징   52

유두암·53 | 여포암·54 | 수질암·55 | 역형성암·56

Q & A

갑상선암의 원인은 무엇인가요?   57

엄마가 갑상선암에 걸렸다면 자녀도 갑상선암에 걸릴 가능성이 높나요?   58

갑상선암의 발생이 먹는 것과 관계가 있나요?   58

갑상선암을 예방하는 음식이나 유발하는 음식이 있나요?   59

초등학생이나 중학생에게도 갑상선암이 생기나요?   59

남성과 여성의 갑상선암에 차이가 있나요?	60
병원에서 엑스레이 촬영을 많이 했는데, 이것이 갑상선암의 원인이 될 수 있나요?	60
요즘 일본의 방사능 오염이 심각하다고 들었는데 갑상선암과 관련이 있나요?	62

Chapter 4

갑상선암의 증상과 진단 63

갑상선암의 증상·64 | 갑상선암의 진단·67 | 갑상선암의 병기·73

Q & A

A병원에서 갑상선암 진단을 받았습니다. 다른 병원에서 다시 진단받아볼 필요가 있나요?	76
초음파검사로 정말 갑상선암을 확인할 수 있나요?	79
세침흡인검사를 했는데 암은 아니었습니다. 이후 어떻게 관리해야 하나요?	82
갑상선암 자가진단법이 있나요?	84
목에 무언가 걸린 느낌이고 기침이 나는데 갑상선암과 관련이 있나요?	84
림프절 전이를 알기 위한 검사방법에는 어떤 것이 있나요?	86
수술 전 검사에서 피막 침범이 의심된다고 합니다. 피막 침범이란 무엇인가요?	86
세침흡인검사 때 하는 BRAF 유전자검사란 무엇인가요?	87
건강검진 때 갑상선 혈액검사에서 아무 이상이 없었는데 어떻게 갑상선암이 진단될 수 있나요?	88

Chapter 5

갑상선암의 치료방법　　　　　　　　　　　89

갑상선암을 치료하는 최선의 방법·89 ｜ 암 진단 후 적절한 수술시기·92 ｜ 전절제와 반절제·95

Q & A

갑상선암 수술은 어디서 받아야 하나요?	99
갑상선암을 수술하지 않고 약물로 치료할 수 있는 방법은 없나요?	101
고주파치료라는 치료법도 있다는데 무엇인가요?	102
갑상선암을 진단받은 후에 목이 불편합니다. 빨리 수술해야 하나요?	102
임신 중인데 갑상선암을 진단받았습니다. 어떻게 해야 하나요?	104
저희 어머님이 고령이신데 수술해도 될까요?	105
수술 시 전신마취로 인해 문제가 생길 수 있나요?	106
갑상선암 수술 후에는 꼭 갑상선호르몬을 복용해야 하나요?	107
갑상선을 다 제거했는데 왜 재발하나요?	108
갑상선암은 재발해도 다시 치료가 가능한가요?	108
수술 후 병리조직검사 결과를 보니 암이 작아졌다는데 그럴 수 있나요?	109

Chapter 6

갑상선암의 수술방법　　　　　　　　　　　110

목 절개를 통한 갑상선 절제술·111 ｜ 내시경과 로봇 갑상선 수술·112

Q & A

어떤 경우에 내시경 수술이나 로봇 수술을 선택할 수 있나요? 115
내시경 수술이나 로봇 수술을 하면 정말 흉터가 안 생기나요? 115
내시경 수술과 로봇 수술의 차이는 뭔가요? 116
수술시간은 왜 이렇게 차이가 나나요? 116

Chapter 7

림프절 전이 및 국소진행된 경우의 수술 118

주요 구조물 보존이 중요한 갑상선암 수술·119 | 기도와 식도 침범·120 | 후두신경 침범·122 | 측경부 림프절 전이·123 | 전이와 재발의 치료 과정·124

Q & A

림프절로 전이됐다는데 큰 흉터가 남는 림프절 절제술 대신
전이가 확인된 림프절만 제거하면 안 되나요? 127
림프절을 많이 떼어냈습니다. 면역 기능이 떨어지지 않을까요? 128
갑상선 반절제를 했는데 수술 후 조직검사를 해보니 중심경부 림프절에
전이가 발견됐습니다. 반대편 갑상선 절제술을 다시 받아야 하나요? 129
갑상선암은 전이가 있어도 예후가 나쁘지 않다고 하던데 정말인가요? 129
수술 후 팔의 기능이 떨어졌는데 언제 다시 돌아오나요? 130

Chapter 8
수술 후 관리 133

수술 직후 관리·134 | 퇴원 후 관리·137

Q & A

수술 후 얼마 동안 입원하나요?	139
수술하고 나면 많이 아픈가요?	140
갑상선을 제거하면 피곤함을 많이 느끼나요?	141
흉터를 최소화할 방법이 있나요?	142
켈로이드 체질인데 수술 흉터를 어떻게 해야 하나요?	144

Chapter 9
수술 후 발생할 수 있는 합병증 146

칼슘저하증·147 | 음성변화·149 | 수술부위 출혈·154 | 피부 흉터·154 | 장액수종·157 | 측경부 림프절 절제술과 관련된 합병증·157 | 수술진행과 관련된 합병증·159

Q & A

갑상선암 수술 후 목에 불편감이 느껴지는데 완화하는 운동이 있나요?   160

Chapter 10

퇴원으로 끝나지 않는 갑상선암 치료와 경과관찰 162

방사성요오드치료·163 | 방사성요오드치료 전 준비사항·164 | 방사성요오드치료 후 주의사항·170 | 방사성요오드치료 후 관리사항·171 | 모든 치료가 끝난 뒤 추적관찰·172

Q & A

갑상선암 환자입니다. 앞으로 어떻게 살아야 하나요?	174
방사성요오드치료는 방사능으로부터 안전한가요?	175
갑상선암 수술 후 임신이 가능한가요?	176
전이는 어떻게 치료하죠? 전이가 있으면 오래 못 사나요?	178
방사성요오드치료 후 침샘이 부었다고 합니다. 어떻게 해야 하나요?	178

마치며

갑상선암 환자들 그리고 그 암을 치료하는 의사들의 이야기 218
관악이비인후과, 전 고려대학교 교수 **최종욱**

가족 모두 살펴야 하는 갑상선 수질암 221
전북대학교병원 이비인후–두경부외과 **홍기환**

내 마음속 슬픈 미소 225
고려대학교병원 이비인후–두경부외과 **권순영**

갑상선암 치료와 투병–실제 이야기들

힘든 투병생활 끝에서 나를 찾는 여행   182
이상영

갑상선암은 로또암? 로또암!   187
이금용

어느 부부의 갑상선암 체험   193
양영선

한국에서의 갑상선암 치료   198
조경재

의사도 피해갈 수 없는 갑상선암   202
조재구 | 고려대학교병원 이비인후–두경부외과

나를 한 뼘 성장시킨 갑상선암   208
임영지(가명)

더 좋은 의사가 되겠다는 다짐   211
이연지

갑상그릴라 카페 이야기   214
조재훈(석송)

흥미로운 갑상선 수술의 역사

갑상선 질환의 역사 속 기록

고대 중국, 인도, 이집트, 그리스 문헌에서 발견할 수 있는데, 당시에는 정확한 의학적 지식이 없었기에 대부분 목 앞쪽으로 돌출된 갑상선종을 기술한 것들이었다. 그에 대한 치료도 미신적인 행위에 그치긴 했으나, 일부 기록은 요오드 보충요법과 연관된 치료까지 문화별로 다양하게 기록되어 있다. 동서양의 고대국가에서 공통된 기록이 남아 있는 것으로 볼 때 전세계에 걸쳐 상당한 유병률을 보였을 것이다. 갑상선 질환에 대한 무지와 요오드 결핍을 포함한 영양불균형으로 유병률

은 오늘날보다 더 높았을 것으로 예상할 수 있다.[1, 2, 3]

고대 기원전-기원후 4세기

우리나라의 고대 의학서에는 갑상선과 관련된 구체적인 기술은 존재하지 않는다. 삼면이 바다로 둘러싸여 해산물을 쉽게 구할 수 있고 천일염을 이용한 젓갈, 된장, 간장과 같은 음식을 섭취하였기에 요오드 부족에 의한 갑상선 질환이 비교적 드물었을 것으로 추정될 뿐이다. 다만 후대에 허준이 저술한 《동의보감》에 중국의 《황제내경》에서 인용한 내용 중 깊은 산속에서 오래 살게 되면 목 앞쪽에 툭 튀어나온 혹이 발생한다는 기록이 있다.[4]

1　Choi JO, Jun BS, Sohn HS, Jung MH, Endoscopic thyroidectomy via axillary approach, Korean J Otolaryngol-Head Neck Surg, 2006;49:527-31.
2　Tae K, Robotic thyroidectomy, Korean J Otolaryngol-Head Neck Surg, 2010;53:463-9.
3　Kim JW, Kim DH, Cho BH, Kim BM, Kim YM, Video-assisted endoscopic thyroidectomy with cervical approach, Korean J Otolaryngol-Head Neck Surg, 2005;48:1363-8.
4　안세영, 갑상선클리닉, 1st ed. Seoul, Korea: 성보사;2004.

갑상선에 대한 최초의 문헌은 기원전 2700년경 고대 중국의 황제 Shennong이 기록한 약전으로 갑상선 종양을 경부에 발생하는 가장 흔한 종물로 기술했으며, 갑상선 종창을 치료하기 위해 해초류와 해면류를 사용했다고 한다. 기원후 85년 중국의 Tshui Chih-Thi는 갑상선암을 예후가 좋은 양성종양과 구분하여 기록했다.[5, 6]

고대 인도의 전통의학 아유르베다Ayurveda에는 힌두 의사 차라카Charaka가 갑상선 종양뿐만 아니라 갑상선 기능저하증과 함께 이를 예방할 수 있는 방법으로 사탕수수, 보리, 쌀, 오이, 우유 등을 충분히 섭취하는 요오드 보충요법을 소개했고, 다양한 허브를 이용하여 대사량을 증가시키고, 이뇨효과를 이용하여 갑상선 기능저하증에 동반된 부종을 감소시키는 치료법을 소개했다.[7]

---

5 Rogers-Stevane J, Kauffman GL, A historical perspective on surgery of the thyroid and parathyroid glands, Otolaryngol Clin North Am, 2008;41(6):1059-67.
6 Lyons AS, Petrucelli RJ, Medicine: an illustrated history, New York, USA: Abradale Press;1997;p.120-49.
7 Kalra S, Endocrinology in Ayurveda: Modern science, Ancient history, Indian J Endocrinol Metab, In press 2011.

그러나 고대인들은 갑상선의 해부생리학적 이해가 부족했기때문에 다소 미신적인 요소가 포함되었다. 고대 이집트에서는 전경부목 앞쪽 갑상선종으로 추정되는 환자에게 시체의 손으로 두드리거나 두꺼비 기름을 이용한 치료법이 기록되었고, 고대 그리스의 의학자 히포크라테스는 눈이 녹은 물을 마셔서 발생한 경부 분비샘의 이상으로 기록했으며, 고대 로마의 의학자들은 갑상선 종창을 기관벽의 이상으로 발생한 경부 전방으로의 기관지탈출증으로 기술하기도 했다. 현대 의학용어로 갑상선종을 뜻하는 단어 'goiter'가 목 또는 인두, 후두를 뜻하는 라틴어 'gutter'에서 기원한 사실을 보면 인두 질환 또는 해부학적인 변이가 갑상선 질환과 연관되어 있다는 고대인의 견해를 반영한 결과라고 생각된다.[8, 9]

중세 5-15세기

해부학을 바탕으로 갑상선을 이해하기 시작했으며 갑상선

---

8   Magni Hippocratis, Opera Omnia, Lipsiae, Germany: 1825-1827;Volume III;658.
9   Amideni A, Zervos A. Liber XV. 1909;21:22–4.

질환을 체계적으로 관찰하여 치료에 접근했다. 이 시기의 갑상선 질환에 대한 수술적 치료는 기도폐쇄의 경우에 한해서 시도된 것이 대부분이지만 후두신경, 소작기지혈을 하는 데 사용되는 기구의 일종, 세침흡인술 등에 대한 놀라운 기록들이 나왔다.

6세기 비잔틴제국의 의사 아에티우스Aetius는 갑상선 종창에 대한 수술적 치료와 이와 연관된 후두신경 손상을 언급하며 후두신경을 보존하는 수술법을 기술했고,[4, 9-11] 기원후 1000년과 1110년 페르시아의 의학자이자 철학자였던 아비센나Avicenna와 알-주르자니Al-Jurjani는 그레이브스병에서 보이는 특징인 안구돌출과 신경과민증을 최초로 구분하여 기록했다.[9, 12, 13]

갑상선의 수술적 치료에 대한 최초의 자세한 기록은 기원후 952년 무어인 의사 아부 알카심 알자라위Abu al-Qasim al-Zahrawi; Abulcasis로 기록되기도 함의 의학서 《Al-Tasrif》이다. 그는 수

---

10 Marketos S, Eftychiadis A, Koutras DA, Thyroid diseases in the Byzantine era, J R Soc Med, 1990;83(2):111-3.
11 Aegineta P, The seven books of Paulus Aegineta, London, UK, 1844;4.
12 Nabipour I, Burger A, Moharreri MR, Azizi F. Avicenna, the first to describe thyroid-related orbitopathy, Thyroid, 2009;19(1):7-8.
13 Józsa LG, Goiter depicted in Byzantine artworks. Hormones, 2010;9:343-6.

술 시 고열로 가열한 금속을 이용하여 출혈부위를 소작하는 법과 실을 이용한 혈관결찰술을 소개하여 오늘날과 비슷한 방법으로 수술을 시행했던 것으로 추정된다. 더욱 놀라운 점은 수술 시 통증을 줄이기 위해 아편으로 마취한 후 수술을 시작했고, 오늘날에도 사용되는 겸자, 주사기, 소작기와 유사한 기구뿐만 아니라 세침흡인술과 비슷한 방법도 이용했다.[14]

반면 중세 유럽의 갑상선 수술은 해부학적 지식을 토대로 수 세기에 걸쳐 로저 프루가르디Roger Frugardi와 같은 선구자에 의해 혈관소작술과 갑상선피막박리술 등의 수술적 치료가 시도되었지만 합병증과 높은 사망률 때문에 기도폐쇄로 인한 경우 말고는 적극적으로 시도되지 않았다.[15, 16, 17, 18]

---

14 Haddad FS, Albulcasis, Abbottempo, 1968;3:22-5.
15 Bifulco M, Cavallo P, Thyroidology in the medieval medical school of Salerno, Thyroid, 2007;17:39-40.
16 Gibbings AE, The history of thyroidectomy, J R Soc Med, 1998;91:3-6.
17 Becker WF, Pioneers in thyroid surgery. Ann Surg, 1977;185:493-504.
18 Leoutsakos V, A short history of the thyroid gland, Hormones, 2004;3:268-71.

근대르네상스, 16-18세기

16세기에 이르러서야 갑상선의 해부학적 형태와 구조가 명확히 밝혀지고 비로소 정식 명칭이 붙었다. 영국의 의사 토마스 워튼Thomas Wharton은 고대 그리스의 방패thyreos와 생김새가 유사한 것에서 착안하여 갑상선을 'thyroid'라고 명명했는데, 이는 갑상선이 독립된 장기로 인식되는 계기가 되었다. 이후 1511년 레오나르도 다 빈치의 인체해부도에 갑상선이 자세히 묘사됨으로써 널리 알려졌으며,[19, 20, 21, 22, 23, 24] 1543년 벨기에의 의사 안드레아스 베살리우스Andreas Vesalius가 저서에 해부학적인 기술과 도해를 다시 기록했다. 이탈리아의 의사 바르톨로메오 에우스타키우스Bartholomeo Eustachius는 갑상선

---

19 Welbourn RB, The thyroid, In: The history of endocrine surgery, Praeger, New York, 1990;p.19-27.
20 Niazi AK, Kalra S, Irfan A, Islam A, Thyroidology over the ages, Indian J Endocrinol Metab, 2011;15:S121-S126.
21 O'Malley CD, Leonardo on the Human Body, 1st ed. Dover, 1952:169-170.
22 Corner GW, Rise of medicine in Salerno in the twelfth century, Ann Med Hist, 1931;3:12.
23 Halsted WS, The operative story of goitre, The author's operation, Johns Hopkins Hosp Rep, 1920;19:71-257.
24 Desault PJ, Giraud, Jour, De Chir De Paris, 1792;iii:3.

의 양측 두 엽이 중간의 협부를 통해 이어져 있는 구조를 기술하며 'isthmus'라는 용어를 소개하여 근대에 갑상선 해부학의 기초가 완전히 정립되었다.[25]

19-20세기 초

이 시기에 요오드 결핍으로 인한 갑상선종이 처음 알려지기 시작하여 후대의 요오드 결핍과 관련된 지역성 갑상선종의 발견에 기여했다. 1789년 이탈리아의 의사 빈첸초 말라카네Vincenzo Malacarne는 저서에서 이탈리아와 프랑스의 산악 지역에 국한된 경부 종물과 지능저하에 대하여 기술하였으나 당시 요오드라는 물질에 대한 지식이 없었기에 지능저하는 뇌로 가는 혈류를 경부 종물이 차단하여 발생하는 것으로 여겼다.[26] 19세기 중반에는 마취, 방부, 병리학, 미생물학, 생화학의 발달과 더불어 갑상선 수술은 급진적으로 발전했다. 19세

---

25 Ahmed AM, Ahmed NH History of disorders of thyroid dysfunction, East Mediterr Health J, 2005;11:459-69.
26 Costa A, On goiters and the stupidity which in some countries accompanies them, Panminerva Med, 1989;31:97-106.

기 초까지만 해도 수술 후 감염으로 인한 합병증과 사망률이 매우 높았기에 1867년 영국의 의사 조지프 리스터Joseph Lister가 도입한 석탄산페놀, carbolic acid을 이용한 무균수술은 수술 후 감염률을 현저히 감소시키며 사망률을 낮추는 중요한 인자가 되었다.[17, 27, 28]

수술용 장갑은 1890년 미국의 의사 윌리엄 스튜어트 할스테드William Stewart Halsted의 의뢰로 굿이어 타이어 & 러버 Goodyear Tire & Rubber사에서 처음으로 수술용 고무장갑을 개발했으며, 이후 1964년 안셀Ansell사가 일회용으로 된 라텍스 장갑을 제조하면서 의료용 장갑을 활발하게 사용하게 되었다. 할스테드가 장갑을 개발하게 된 계기는 그가 존스홉킨스 대학에 근무할 때 수술실 간호사였던 캐럴라인 햄프턴Caroline Hampton이 소독제 때문에 손의 피부 손상이 심해지는 것을 보고 구상하게 되었다고 한다. 결국 라텍스 장갑을 개발하게 된 할스테드는 햄프턴에게 수술용 장갑을 처음 껴보는 명예를 선물했고, 이후 두 사람은 결혼했다고 한다.[17, 23, 27, 28]

27 Lathan SR, Caroline Hampton Halsted: the first to use rubber gloves in the operating room, Proc (Bayl Univ Med Cent), 2010;23(4):389-92.
28 Sakorafas GH, Historical Evolution of Thyroid Surgery: From the Ancient Times to the Dawn of the 21st Century, World J Surg, 2010;34:1793-804.

19세기 후반 생화학이 발달하면서 에테르를 포함한 다양한 화학물질을 마취에 이용할 수 있었다. 전신마취가 가능해짐에 따라 환자들은 고통을 느끼지 않게 되었고, 다양한 부위의 수술이 가능해졌으며, 의사들의 수술 경험이 쌓이자 스위스의 테오도어 코허Theodor Kocher와 미국의 할스테드와 찰스 H. 메이요Charles H. Mayo 같은 선도적인 외과의들이 혈관결찰용 겸자 등의 기구를 개발했다. 방부법, 갑상선 생리학, 전신마취법 및 수술기구의 발전은 수술 후 합병증과 사망률의 감소로 이어졌다. 19세기 말, 코허는 1퍼센트 이내의 사망률을 보고했다.

갑상선 수술의 진보

기초 의학 및 과학의 발달과 더불어 갑상선학에도 괄목할 만한 발견이 있었다. 수술기구도 전기소작기의 개발에 이어 헤모클립Hemoclip과 같은 간편한 결찰기구와 리가슈어LigaSure 또는 하모닉 스카펠Harmonic Scalpel과 같은 고주파를 이용한 지혈기구가 개발되어 당시로서는 획기적이었던 실을 이용한 혈관결찰술을 대체하고 있다. 한편 광학 및 전자공학의 발달은 21세기에 이르러 내시경과 로봇을 이용한 수술을 가능케

했고 100여 년 전의 경부절개법 대신 후이개, 액와부, 구순전정, 유륜부와 같이 보이지 않는 곳의 작은 절개만을 이용한 수술이 가능해졌다.[29, 30] 또한 수술 시 신경감시장치를 이용하여 후두신경의 기능을 더 안전하게 보존할 수 있게 되었다.[31]

갑상선 수술은 중세 초기부터 그 기원을 찾을 수 있지만 효과적인 지혈법과 겸자와 같은 지혈도구, 갑상선의 기능과 생리에 대한 무지 때문에 위험한 수술로 여겨져 왔다. 근현대를 지나는 동안 갑상선의 해부생리에 대한 이해, 효과적인 결찰기구의 개발, 마취 및 방부법의 도입은 갑상선 수술을 비약적으로 발전케 했다. 따라서 갑상선 질환의 병태생리를 정확히 알 수 있었으며, 갑상선호르몬의 역할과 이를 합성하여 치료에 이용하게 됨에 따라 현재의 갑상선 수술은 안전한 수술로 여겨지게 되었다. 초기 갑상선 수술이 의학계에서 외면당

29 Koh YW, Park JH, Kim JW, Lee SW, Choi EC, Clipless and sutureless endoscopic thyroidectomy using only the harmonic scalpel, Surg Endosc, 2010;24(5):1117-25.
30 Byeon HK, Holsinger FC, Tufano RP, Chung HJ, Kim WS, Koh YW, et al. Robotic total thyroidectomy with modified radical neck dissection via unilateral retroauricular approach, Ann Surg Oncol, 2014;21(12):3872-5.
31 Flisberg K, Lindholm T. Electrical stimulation of the human recurrent laryngeal nerve during thyroid operation, Acta Otolaryngol, 1969;263:63-67.

할 정도로 위험한 수술이었지만 수술 환경의 개선과 효과적인 기구의 개발은 갑상선 수술을 가장 흔하면서도 안전한 수술로 발전시켰다. 오늘날 내시경/로봇 갑상선 수술도 미래의 발전된 수술의 시초가 될 수 있을 것이다.

Chapter 1

갑상선이란 무엇인가?

/ 우리 몸의 난로 갑상선 /

갑상선thyroid은 방패를 뜻하는 그리스어thyreos에서 유래하여 17세기 서양에서 확립된 말이다. 우리는 갑옷 갑甲 자를 써서 갑상선 또는 갑상샘으로 번역하여 사용한다. 목에 위치한 갑상선은 우리 몸에서 가장 큰 내분비기관호르몬 분비기관이며 단백질 합성과 기초대사에 관여한다. 갑상선은 갑상선호르몬을 생산하고 저장했다가 필요할 때 혈액으로 내보내는 역할을 한다.

이렇게 분비된 갑상선호르몬은 인체의 대사과정을 촉진하여 모든 기관의 기능을 적절히 유지해주는 역할을 한다. 열을 발생하여 체온을 일정하게 유지해주고, 태아와 신생아의 뇌와 뼈의 성장발육을 촉진해주는 역할도 한다. 즉 갑상선은 우리 몸의 조직에서 열을 만들고 기초적인 기능을 유지하게 하는 난로와 같은 역할을 한다.

/ 나비 모양의 갑상선 /

갑상선은 목 앞부분에 볼록하게 튀어나온 물렁뼈 아래에 나비가 양쪽 날개를 편 모양을 하고 있으며, 폐로 공기를 보내는 기관숨길과, 머리와 뇌에 혈액을 공급하는 양쪽 경동맥 사이에 위치한다. 갑

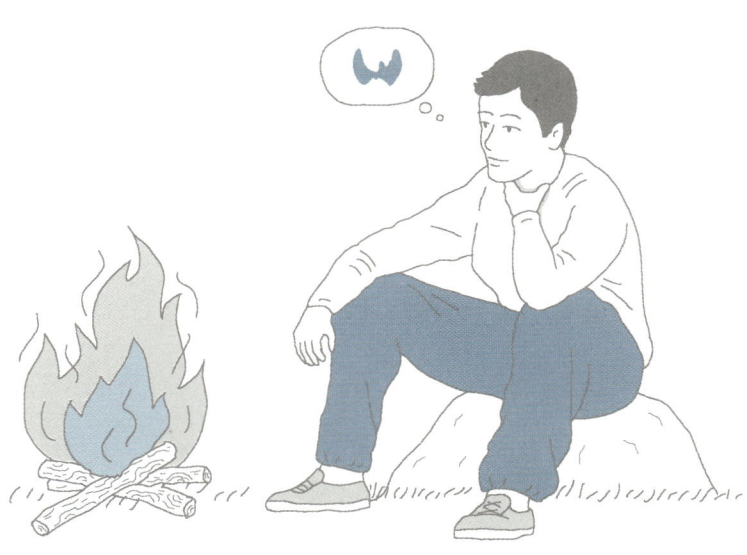

상선은 인체의 내분비기관 가운데 가장 큰 장기인 데다 목 앞부분에 위치하기 때문에 주의 깊게 관찰하면 모양의 이상을 쉽게 발견할 수 있다.

갑상연골의 일부는 목 앞쪽으로 툭 튀어나와 '아담의 사과'라고 불린다. 갑상연골 아래를 만져보면 고리 모양의 윤상연골이 있고, 바로 밑 기관 좌우로 갑상선이 있다. 거울 앞에서 턱을 약간 들고 살펴보면 침을 삼키거나 물을 마실 때 갑상선이 오르락내리락한다. 이때 손가락으로 만져보면 갑상선이 커졌는지 여부를 알 수 있다. 원래 갑상선은 만져지지 않는 장기이므로 커졌거나 만져지면 반드시 전문의를 찾아 진찰을 받아야 한다.

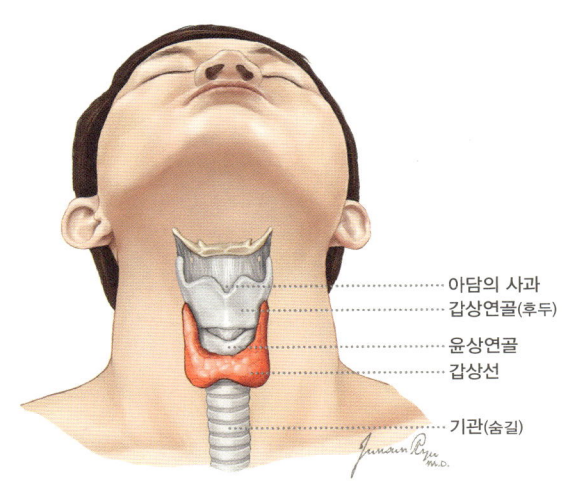

[그림 1] 앞쪽에서 본 갑상선

갑상선의 뒤쪽으로 성대의 움직임을 담당하는 후두신경되돌이후두신경이 지나가므로 갑상선에 이상이 발생하면 이 신경이 눌리면서 목소리가 변하기도 한다. 후두신경은 갑상선과 가까운 곳에 위치해 갑상선 수술 중에 손상되기 쉽다.

갑상선의 크기는 엄지손가락만 하며 왼쪽과 오른쪽에 하나씩 있고 띠 모양의 조직으로 연결되어 마치 나비처럼 보인다. 나비의 양쪽 날개 부분을 각각 좌엽, 우엽이라고 하며 나비의 몸통 부분을 협부라고 한다. 갑상선 전체의 길이는 4~5센티미터, 너비는 1~2센티미터, 두께는 2~3센티미터이며, 좌우엽과 협부를 합친 무게는 15~20그램 정도다.

갑상선 뒤편에는 부갑상선이라는 중요한 내분비기관이 붙어 있다. 보통 양쪽에 2개씩 총 4개가 있지만 경우에 따라서는 3개 또는 5개가 관찰되기도 한다. 부갑상선은 우리 몸의 칼슘대사를 담당하는 기관인데 갑상선을 수술할 때 손상되는 경우가 많다. 부갑상선이 영구적인 손상을 입으면 평생 비타민D와 칼슘제제를 복용해야 하므로 삶의 질이 많이 떨어진다. 부갑상선에서도 양성결절이나 암이 발생하기 때문에 수술이 필요한 경우가 있다.

/ 우리 몸의 장작 갑상선호르몬 /

갑상선이 우리 몸의 난로라면 갑상선호르몬은 장작과 같은 역할을 한다. 즉 갑상선호르몬이 많아지면 신진대사가 활발해져 심장이 빨리 뛰고 몸이 더워지며 더위를 견디기 어렵고 체중이 빠진다. 또 땀이 많이 나서 피부가 축축해지고 과민한 성격으로 바뀌는 경우도 있다. 반대로 갑상선호르몬이 부족해지면 난롯불이 약해지듯 몸이 무기력해지고 쉽게 피곤해질 뿐 아니라 체온도 정상보다 낮아져 추위를 견디기 힘들어진다. 또 체중이 증가하고 피부가 거칠고 두꺼워

	갑상선호르몬이 많이 분비될 경우	갑상선호르몬이 적게 분비될 경우
신경작용	과민해짐	둔해짐
맥박	빨라짐	느려짐
장운동	빨라짐	느려짐
땀	많아짐	적어짐
온도감각	더위를 탐	추위를 탐
체중	감소	증가
피부	매끄러워지고 촉촉함	건조하고 거칠어짐

[표 1] 갑상선호르몬의 역할

호르몬	작용
티록신$_{T4}$	가장 중요한 갑상선호르몬으로 우리 몸의 신진대사를 조절한다. 탄수화물에서 에너지를 방출하는 속도를 증가시키고, 단백질 합성을 증진하며, 성장을 촉진하고, 신경계를 활성화한다. 갑상선 전절제 후에 복용하는 신지로이드의 주요 성분이다.
트리요오드타이로닌$_{T3}$	기본적인 작용은 티록신과 같으나 5배 정도 강력하다.
칼시토닌	칼슘대사와 인대사를 조절하는 호르몬으로 혈액 속 칼슘 농도가 높아지면 신장을 통해 그 농도를 감소시키는 역할을 한다. 또 뼈에서 칼슘이 빠져나갈 때 이를 막는 역할도 한다.

[표 2] 갑상선에서 분비되는 호르몬의 종류와 기능

지며 신경은 둔감해지는 경우가 많다.

　이렇듯 갑상선은 갑상선호르몬의 분비를 조절함으로써 우리 몸의 신진대사를 조절하는 중요한 역할을 한다. 갑상선호르몬으로는 티록신T4, 트리요오드타이로닌T3, 칼시토닌이 있다. 칼시토닌의 경우 동물에 비해 사람에게 미치는 영향은 충분히 연구되지 않았다. 정상적인 칼슘이온 농도를 유지하는 항상성 조절 기작에 관여하기는 하지만 큰 영향을 미치지 않는 것으로 보인다.

/ 갑상선호르몬의 생성과정 /

　갑상선이 갑상선호르몬을 원활하게 만들고 분비하기 위해서는 소금, 해조류, 우유 등에 많이 포함된 요오드라는 원료가 필요하다. 음식물 등을 통해 섭취된 요오드는 소장에서 흡수되며 혈액을 통해 갑상선에 흡수된 후 갑상선호르몬을 만들어낸다. 이렇게 만들어진 갑상선호르몬은 갑상선에 저장되었다가 혈액을 통해 필요한 장기에 보내져 고유의 역할을 수행한다.

　갑상선호르몬의 생산, 저장, 분비 과정은 모두 뇌하수체가 조절한다. 뇌하수체에서 갑상선자극호르몬인 TSH가 분비되면 갑상선의 요오드 섭취가 활발해지면서 갑상선호르몬의 생산과 분비가 촉진된다. 일반적으로 혈액 내 갑상선호르몬이 증가하면 뇌하수체 갑상선자극호르몬의 분비는 감소하고, 갑상선호르몬이 감소하면 갑상선자

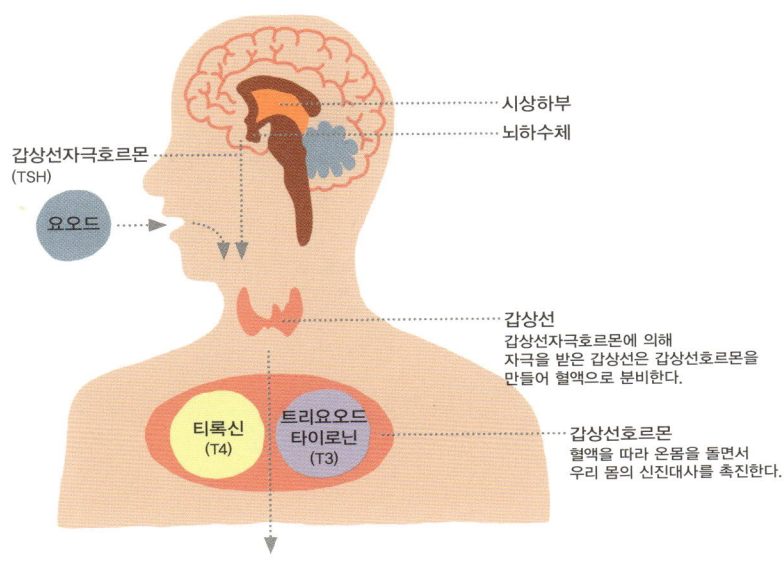

[그림 2] 갑상선호르몬의 분비과정

극호르몬의 분비는 증가한다. 이러한 과정이 반복되면서 체내의 갑상선호르몬은 일정하게 유지된다.

만일 분비되는 갑상선호르몬의 양이 지나치게 많거나 지나치게 적으면 갑상선 기능항진증이나 갑상선 기능저하증 등의 질환이 나타난다.

Chapter 2

여러가지 갑상선 질환

/ 갑상선 양성결절 /

갑상선에 병이 생기는 경우는 크게 두 가지다. 하나는 갑상선에 덩어리혹, 결절가 생기는 경우고, 또 하나는 갑상선호르몬의 이상, 즉 갑상선 기능에 이상이 생기는 경우다. 갑상선 기능에 이상이 있는 경우는 다시 기능이 항진된 경우와 저하된 경우로 구분하는데, 이는 뒤에서 다시 언급할 것이다.

갑상선 결절이란 간단히 말해 갑상선에 혹이 생긴 것이다. 결절은 우리 몸에 있는 내분비기관에 자주 생기는데, 갑상선에서 가장 많이 발견된다. 성인 가운데 약 4~7퍼센트에서 발견되고, 초음파검사를 하면 약 30~50퍼센트에서 발견된다. 연령이 높아짐에 따라 결절이 발견되는 빈도도 같이 올라가서 70세가 넘으면 약 50퍼센트 이상에서 발견된다고 한다. 갑상선에 생기는 결절은 크게 양성결절과 악성결절癌로 분류되는데, 여기서는 양성결절에 대해 간단하게 설명하겠다.

결절을 만드는 질환은 염증 때문에 발생하는 급성 또는 아급성 갑상선염, 만성 갑상선염인 하시모토 갑상선염, 침윤성 섬유성 갑상선염 등이 있고, 갑상선 기능항진을 보이는 그레이브스병일 경우에도 갑상선이 커지고 결절이 생기기도 한다. 염증성 질환의 경우 특별한 치료가 필요 없는 경우도 있지만, 통증이나 갑상선 기능 이상

혹 = 종괴 = 덩어리 = 결절 ≒ 종양	혹의 사전적 의미는 '병적으로 불거져나온 살덩어리'로, 종괴나 덩어리, 결절 등과 같은 뜻으로 쓰인다. 종양은 '조절할 수 없이 계속 진행되는 세포분열에 의한 조직의 새로운 증식이나 증대'를 의미한다. 혹, 종괴, 덩어리, 결절과 약간 다르지만 보통 같은 의미로 쓰인다.
양성종양 ↔ 악성종양	양성良性이란 어질고 착한 성질을 의미하며 양성종양은 전이나 침범이 없는 종양을 가리키고, 이와 반대인 악성惡性종양은 주변으로 전이나 침범이 있는 암을 가리킨다. 즉 악성결절 혹은 악성종양이 암을 가리키는 말이다.
검사 양성 ↔ 검사 음성	양성陽性반응과 이와 반대의 개념인 음성陰性반응이 있다.
전이	악성종양 등이 혈액이나 림프를 따라 다른 조직으로 옮아감을 의미한다.

[표 3] 암을 둘러싼 다양한 용어

을 동반할 경우 약물치료가 필요하다.

　이러한 염증성 질환 말고도 갑상선에 물주머니의 형태로 나타나는 낭종과 갑상선 조직의 이상 증식을 보이는 콜로이드 결절, 그리고 갑상선 여포세포에서 기원하는 종양인 선종이 있다. 이 경우 초음파검사와 세침흡인검사 결과 악성결절, 즉 암일 가능성이 없다는 것이 판명되면 수술할 필요가 없지만, 크기가 아주 커서 미용상 문제가 있거나 기도, 식도 등에 압박 증상이 있다면 수술하기도 한다.

/ 암으로 진단되는 경우 /

　갑상선에 결절이 있다고 모두 암인 것은 아니다. 갑상선암은 갑상선 결절의 5퍼센트 정도에서만 발견되기 때문이다. 그렇다면 어떤 경우에 갑상선암을 의심해볼 수 있을까?

　갑상선암은 유두암, 여포암, 수질암, 역형성암 등으로 나뉘는데, 유두암은 전체에서 90~95퍼센트를 차지하고 예후도 아주 좋다. 그런데 갑상선 유두암의 일부는 상염색체 우성유전을 하기 때문에 우리나라 갑상선 유두암 환자의 5~10퍼센트는 부모, 형제, 자식 등 가족 중에도 갑상선암 환자가 있다. 또 우리나라 갑상선암의 2~3퍼센트를 차지하는 갑상선 수질암의 경우 20퍼센트 정도가 유전형이므로 가족 중에 동일한 수질암 환자가 있다. 이렇듯 갑상선암은 가

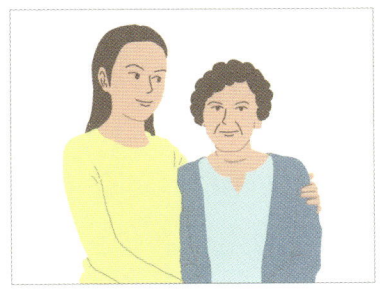
가족 중에 갑상선암으로 치료받은 사람이 있다.

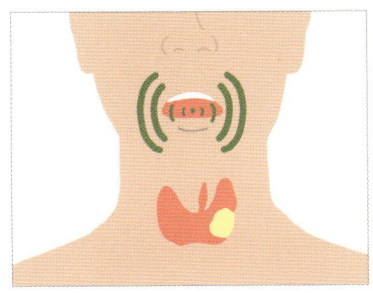
후두신경을 침범하여 목소리가 변한다.

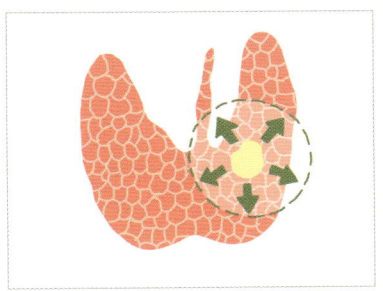
결절이 갑자기 커진다.

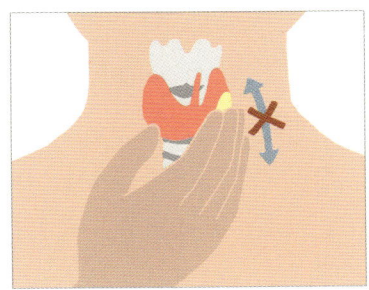
결절이 딱딱하고 잘 안 움직인다.

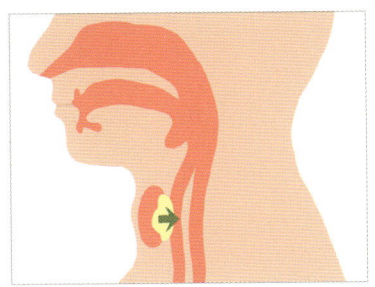
큰 결절이 기도나 식도를 압박하여 호흡곤란이나 연하곤란이 생긴다.

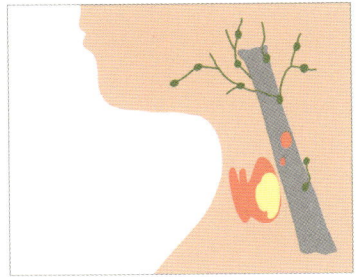
갑상선 결절 외에 림프절이 만져진다.

[그림 3] 갑상선암이 의심되는 경우

족력에 주의를 기울여야 한다.

　대부분의 갑상선암은 자각증상이 없으나 일부 갑상선암 환자의 경우 결절이 갑자기 커지면서 통증을 느끼거나, 결절이 주위 조직을 압박하거나 후두신경을 침범하면 쉰 목소리가 나고 음식을 삼키기 어려우며 호흡곤란과 객혈 등을 호소할 수 있다. 수주 또는 수개월에 걸쳐 갑상선 결절의 크기가 커졌을 때, 결절이 매우 딱딱하고 주위 조직에 고정되어 움직이지 않을 때, 결절과 같은 쪽에서 림프절이 만져질 때, 목소리가 변했을 때, 갑상선을 포함한 목 부위에 방사선 치료를 받은 적이 있을 때, 결절의 크기가 4센티미터 이상으로 클 때 임상적으로 갑상선암을 의심하게 된다. 최근에는 갑상선 결절이 있는 환자에게 초음파검사를 시행하여 갑상선암을 의심케 하는 특징적인 소견이 발견될 경우 세침흡인검사를 통해 암 여부를 진단한다.

/ 갑상설관낭종 /

　목에 혹이 만져질 때 갑상선 결절과 구별해야 하는 선천성 갑상선 질환이 있다. 가장 흔한 것은 갑상설관낭종이다. 갑상선은 태아일 때 혀뿌리에서 처음 발생하여 점차 목 아래쪽으로 내려간다. 그런데 갑상선이 혀뿌리에서 아래로 내려가는 도중에 일부가 다 내려가지 못하거나 그 움직인 길이 남아 있는 경우 갑상설관낭종이 생기기도 한다. 갑상설관낭종의 약 1퍼센트에서 갑상선암이 생길 수 있으므로 미용적으로나 염증의 재발 등 문제를 일으키는 경우 수술을 통해 제거하는 것이 원칙이다.

/ 갑상선 기능항진증 /

갑상선 자체에서 갑상선호르몬을 과잉으로 생성하는 경우를 의미하지만, 간혹 갑상선이 파괴되면서 저장된 갑상선호르몬이 일시에 혈액으로 방출되는 경우도 있다. 전자에 해당하는 가장 흔한 경우가 그레이브스병이고, 후자의 가장 흔한 경우가 갑상선염이다. 우리나라에서는 갑상선 기능항진증을 일으키는 원인 질환 중 약 95퍼센트 이상이 그레이브스병이므로 갑상선 기능항진증과 그레이브스병을 같은 의미로 혼용하기도 한다.

그레이브스병은 면역세포가 외부 물질이 아닌 자기 자신의 조직을 공격하는 자가면역질환의 일종이며, '갑상선자극항체'라는 비정상적인 항체가 생성되어 갑상선을 지속적으로 자극함에 따라 갑상선이 커지고 갑상선호르몬의 분비가 증가한다. 갑상선자극항체가 갑상선세포의 성장을 지속적으로 자극하기 때문에 그레이브스병 환자의 갑상선암 발생 빈도는 정상인보다 약간 높다. 따라서 그레이브스병을 가진 환자는 주기적으로 초음파검사를 시행하는 것이 좋다.

또 급성이나 아급성 갑상선염에서 갑상선 기능이 항진되는 경우가 있다. 드물지만 갑상선 기능항진증을 일으키는 '중독성 선종'이라는 질환도 있다. 갑상선 결절 중에는 수십 년간 단순한 결절이었다가 갑상선호르몬을 생성하게 되는 경우도 있는데 중독성 선종이 그렇다. 우리나라에서는 드물지만 서구에서는 비교적 흔한 질환이다. 결절이 오랫동안 몸속에 있다 보니 환자의 연령은 60세 이상의 고령층이며, 결절의 크기도 보통 3~4센티미터 이상이다. 갑상선 요오드 스캔검사를 해보면 결절의 요오드 섭취가 증가되어 흔히 보는 결절과는 다른 양상을 띤다. 그러나 갑상선암이 동반되는 경우는 거의 없다.

/ 갑상선 기능저하증 /

갑상선호르몬의 생성량이 감소하거나 말초 조직에서 갑상선호르몬의 작용이 둔화되어 나타나는 병이다. 원인으로는 만성 갑상선염인 하시모토 갑상선염이 가장 흔하고, 이는 갑상선 유두암과 동반되는 경우가 많다. 출산 후 나타나는 갑상선염, 아급성 림프구성 갑상선염 등에 따른 자가면역질환이나 수술, 방사성요오드치료, 외부 방사선치료 등에 따른 갑상선 조직의 직접적인 결손, 기타 선천성 효소 결핍, 항갑상선제제의 복용, 요오드 결핍 등에 의해서도 발생한다. 요오드 섭취가 많은 지역에서는 자가면역성 갑상선염과 방사성요오드치료가 주된 원인이지만, 전 세계적으로 볼 때 요오드 결핍이 갑상선 기능저하증의 주요 원인으로 알려져 있다.

갑상선암과 동반되는 국소적 갑상선염은 암에 대한 2차적 면역반응이라 여겨진다. 그런데 매우 드문 종류의 갑상선암인 갑상선 림프종이 하시모토 갑상선염 환자에게서 발생하는 경우가 상대적으로 많고, 갑상선 림프종 환자에게서 거의 하시모토 갑상선염이 발견되고 있다. 그러므로 하시모토 갑상선염 환자이면서 1개 이상의 딱딱하고 고정된 결절이 만져지거나 갑상선이 수개월에 걸쳐 급속도로 커진 경우에는 반드시 조직검사를 하여 갑상선 림프종의 동반 여부를 확인해야 한다.

Q & A

갑상선에 양성결절이 있다는데 안심해도 되나요?

갑상선 양성결절이 암으로 발전하고 있는지 관찰하려면 수십 년의 시간이 필요하므로 이를 규명하는 것은 현실적으로 불가능합니다. 그러나 과거에 단편적으로 발표된 연구결과들을 보면 갑상선 양성결절로 진단된 결절 중 1~2퍼센트 미만은 암으로 발전할 수 있다고 합니다. 확률적으로 갑상선 결절의 약 5퍼센트만 갑상선암임을 감안할 때 기존의 갑상선 양성결절이 갑상선암으로 발전하는 경우보다는 새로 생긴 결절이 암으로 발전하는 경우가 훨씬 많습니다.

즉 갑상선에 양성결절이 있던 환자가 갑상선암으로 진단받는 경우, 기존에 있던 양성결절 때문이라기보다는 새롭게 생긴 결절이 암으로 진단받았을 가능성이 훨씬 큽니다.

1년 전에는 갑상선 양성결절이라고 했는데, 지금은 갑상선 암이라고 합니다. 어떻게 된 건가요?

여러 가지 경우를 생각할 수 있습니다. 첫째, 기존의 양성결절이 암으로 변했을 가능성입니다. 둘째, 기존의 결절은 암으로 변하지 않았는데, 새롭게 결절이 생기면서 이 결절이 암으로 진단되었을 가능성이 있습니다. 셋째, 최근에 발표된 미국 병리학회의 갑상선 세포검사의 보고체계인 베데스다Bethesda 시스템을 적용하면 세포검사 결과 갑상선 양성결절로 진단받은 경우에도 높게는 3퍼센트까지 갑상선암으로 진단될 수 있습니다. 넷째, 세포검사를 시행하면 약 10~15퍼센트는 양성결절인지 악성결절인지 구분할 수 없는 애매한 경우에 해당됩니다. 따라서 이 중 일부가 시간이 경과한 후 악성결절로 진단되었을 가능성이 있습니다.

우리나라에서는 출산 후 미역국을 많이 먹는데 괜찮은가요?

갑상선과 출산 후 먹는 미역국에 대해 의견이 분분합니다. 한쪽에서는 기원전부터 한국인이 먹어온 음식인데 새삼 이제 와서 갑상선 질환에 안 좋다는 게 이상하다고 하고, 또 한쪽에서는 외국에서 발표된 논문을 기준으로 출산 후 과도한 미역국 섭취는 해롭다고 주장해 혼란을 부채질하고 있습니다. 문헌들을 참조해 정리하면 갑상선이 정상적으로 기능하는 산모나 신생아의 경우 미역국은 해가 되지 않습니다. 하지만 갑상선 기능에 이상이 있는 산모라면 미역국 먹는 것을 주의해야 합니다.

음식과 갑상선 질환이 관련이 있나요?

전 세계적으로 가장 흔한 갑상선 질환은 요오드가 부족한 중앙아시아 지역에서 생기는 갑상선비대증입니다. 우리나라에서는 요오드가 포함된 음식을 많이 먹기 때문에 갑상선비대증이 흔하게 발생하지는 않습니다.

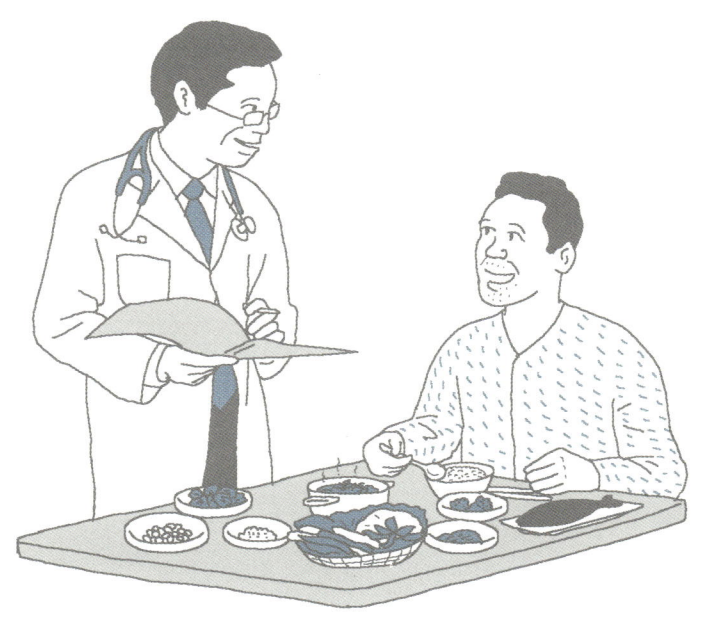

또한 우리 몸은 항상성을 유지하려는 자가조절 능력이 있어 요오드가 넘치면 배출하고 부족하면 저장하려고 합니다. 따라서 음식 때문에 갑상선에 병이 발생하는 경우는 드뭅니다.

갑상선암을 수술한 후에 생선회나 생채소 같은 날것을 먹어도 되나요?

항암치료나 방사선치료를 받는 사람들의 경우 면역에 관여하는 백혈구의 수치가 감소하기도 합니다. 이런 경우 말고는 생선회나 생채소를 멀리할 필요가 없습니다. 즉 갑상선암을 수술한 대부분의 사람은 전혀 상관이 없습니다. 갑상선암 수술 후 무엇보다 중요한 것은 균형 잡힌 식사로 좋은 영양상태를 유지하는 것입니다.

다만 갑상선 전절제술 후 방사성요오드치료를 하기 전까지는 해산물 섭취를 주의해야 합니다. 이 경우에는 방사성요오드치료를 시작하기 전에 병원에서 안내해줍니다.

Chapter 3

갑상선암의 종류와 특징

2020년 보건복지부 중앙암등록본부에서 발표한 '2018년 주요 암 발생 현황'에 따르면, 2018년 우리나라의 전체 암 발생 건수는 243,837건이며, 그중 갑상선암은 남녀를 합쳐서 28,651건, 전체의 11.8퍼센트로 2위를 차지했다. 갑상선암의 남녀 성비는 1:3으로 여성에게 더 많으며 여성암 중 2위, 남성암 중 6위로 나타났다. 갑상선암의 발생 원인으로는 유전자 발현의 이상, 가족력, 방사선 노출 등 주변 환경의 영향 등을 들 수 있는데 명확한 원인은 알려지지 않았다.

갑상선암은 조직학적 모양, 암의 기원세포, 분화 정도에 따라 유두암, 여포암, 휘르틀세포암, 저분화암, 미분화암, 수질암 등으로 분류된다. 이 중에서 갑상선 여포세포에서 기원하는 유두암이 90~95퍼센트, 여포암이 5~10퍼센트로 전체 갑상선암의 95퍼센트 정도를 차지한다. 부여포 C-세포에서 기원하는 수질암은 2~3퍼센트, 역형성암은 1~2퍼센트로 발생 빈도가 낮다.

	상피성	
여포세포 기원	유두암(papillary carcinoma)	
	여포암(follicular carcinoma)	
	휘르틀세포암(Hürthle cell carcinoma)	
	저분화암(poorly differentiated carcinoma)	
	미분화암(anaplastic(undifferentiated) carcinoma)	
부여포 C-세포 기원	수질암(medullary carcinoma)	
기타	점액성암(mucinous carcinoma)	
	점액표피양암(mucoepidermoid carcinoma)	
	편평상피세포암(squamous cell carcinoma)	
	비상피성	
	림프종	
	전이암	

[표 4] 갑상선암의 조직학적 분류

/ 유두암 /

갑상선암 중 가장 흔하며, 우리나라에서 발생하는 갑상선암의 95퍼센트 이상을 차지한다. 과거에는 전경부에 종물이 만져져서 내원했지만, 현재는 건강검진으로 시행하는 경부 초음파검사에서 우연히 발견되는 경우가 많다. 초음파영상과 세침흡인검사의 발달로 1센티미터 이하의 유두암이 진단되는 경우도 많아졌다. 암세포의 조직 모양이 유두처럼 생겼다고 하여 유두암으로 불리며, 일반적으로 매우 천천히 자라고 갑상선암 중 가장 예후가 좋아 10년 생존율 진단 혹은 치료를 기점으로 10년 후에 살아 있을 확률이 99퍼센트 이상이다.

유두암은 갑상선의 한쪽 엽에서만 발생할 수도 있지만 양쪽 엽에서 모두 발견되기도 한다. 또 갑상선 주위에 있는 림프절로 전이하는 경우도 흔해서 많게는 70퍼센트까지 보고되었다. 전반적으로 예후가 좋다고는 하지만 드물게는 폐나 뼈 등 다른 부위로 전이하고, 식도나 기도 등 중요한 주위 조직을 침범하기도 한다.

/ 여포암 /

전체 갑상선암 가운데 약 5~10퍼센트를 차지하여 두 번째로 발생률이 높은 암인데, 최근에는 줄어들었다. 갑상선 결절이 혈관이나 갑상선 피막을 침범했는지 여부로 여포선종 양성종양인지 아니면 여포암인지를 판단하기 때문에 일반적으로 시행하는 세침흡인세포 검사로는 진단이 어렵다. 정확한 진단을 위해서는 수술 후 전체 갑상선 조직을 검사해야 한다. 일단 세포검사에서 여포종양이 의심된다면 갑상선 한쪽을 제거하는 반절제술 엽절제술을 시행하고, 암인지 여부를 확인한 후 그 결과에 따라 추가 수술을 시행한다. 여포암의 경우 림프절을 통한 전이가 흔한 유두암과 달리 혈관을 통한 뼈,

폐, 뇌 등 다른 장기로의 원격 전이가 더 흔하다. 10년 생존율이 약 85퍼센트로 유두암보다는 예후가 약간 안 좋다.

유두암과 여포암은 갑상선 분화암이라고 한다. 정상 여포세포가 요오드를 섭취해 갑상선호르몬을 만드는 것처럼 이 두 암도 비슷한 성질이 있어 방사성요오드치료 반응이 좋다. 따라서 다른 갑상선암보다 예후가 좋다.

/ 수질암 /

전체 갑상선암의 2~3퍼센트를 차지하며, 서양에 비해 우리나라에서는 더 드물게 나타난다. 수질암은 다른 갑상선암과 다르게 여포세포가 아닌 부여포 C-세포에서 발생한다. 칼시토닌과 암종 배아항원을 비롯하여 다양한 물질을 분비하며, 특히 혈청 칼시토닌은 종양표지자로서 진단과 암종의 잔존과 재발을 평가하는 지표로 사용된다.

초기에 림프절로 전이되는 경우가 많고 폐, 간, 뼈 등의 다른 장기로 전이되는 경우도 있어 유두암이나 여포암에 비해 예후가 안 좋다. 10년 생존율은 61~75퍼센트이나 림프절 전이가 있는 경우는 45퍼센트 정도로 떨어진다. 부여포 C-세포에서 발생하기 때문에 방사성요오드치료는 적용되지 않고 수술을 통해서 완전히 제거하는 것이 효과적이다.

수질암은 가족력이 없는 산발형과 가족력이 있는 유전성으로 나뉜다. 유전성 수질암은 수질암의 약 20퍼센트이며 RET 유전자변이로 발생한다. 상염색체 우성으로 유전하기 때문에 수질암이라는 진단을 받았다면 직계가족도 RET 유전자 이상 여부를 검사해야 하고, RET 유전자변이가 있으면 갑상선 수질암이 발생할 가능성이 높으므로 예방적 갑상선 수술을 시행해야 한다.

/ 역형성암 /

여포세포에서 기원하는 암이며, 매우 드물어 전체 갑상선암의 1~2퍼센트를 차지한다. 대부분의 경우 유두암이나 여포암과 같은 갑상선 분화암이 오랜 시간을 거치면서 여러 유전자의 변이가 생겨 발생한다. 그러다 보니 다른 갑상선암보다 20년 정도 늦은 60대에 많이 발생한다. 악성도가 매우 높아 이미 갑상선 주위의 기관이나 식도 등에 침투되어 호흡곤란, 음성변화, 연하곤란 증상으로 병원을 찾는 경우가 대부분이다. 수술, 방사선치료, 항암치료 등 다양한 치료를 시도할 수 있지만 예후가 나빠서 진단 후 6개월에서 1년 이내에 사망하는 경우가 많다.

모든 갑상선 분화암이 역형성암으로 변하는 것은 아니지만 아직까지 어떤 경우에 역형성암으로 변하는지 알 방법이 없기 때문에 분화암 단계에서 치료하는 것이 바람직하다.

Q & A

갑상선암의 원인은 무엇인가요?

갑상선암이라고 진단되면 사람들은 하소연하듯 "왜 저에게 갑상선암이 생겼나요?" 하고 물어보곤 합니다. 술을 마시거나 담배를 피우지 않았는데도 암이 생긴 것을 억울해하기도 합니다. 하지만 갑상선암은 암의 일반적 원인으로 알려진 술이나 담배의 영향을 별로 받지 않습니다.

갑상선암은 유전자의 이상으로 생기는 경우가 많은데, 유전자 이상은 술이나 담배보다는 주로 방사선 노출에 의한 것입니다. 이는 체르노빌 원자력발전소 사고 지역에서 갑상선암 환자가 100배나 증가했다는 사실로도 확인할 수 있습니다. 그런데 방사선 노출이라고 해서 우리가 병원에서 찍는 엑스레이까지 걱정할 필요는 없습니다. 엑스레이 촬영으로도 방사선에 노출될 수 있지만, 이 정도 노출은 갑상선암의 발생과 관련이 없는 것으로 알려졌습니다. 방사선 노출 말고도 부모가 갑상선암 환자일 때 자녀도 갑상선암이 더 잘 생길 수 있습니다. 하지만 대부분의 경우 명확한 원인이 밝혀지지 않았기 때문에 갑상선암을 예방하기 위한 지침은 따로 없습니다.

엄마가 갑상선암에 걸렸다면 자녀도 갑상선암에 걸릴 가능성이 높나요?

그렇습니다. 부모가 갑상선암에 걸렸을 경우 자녀가 갑상선암이 발생할 가능성은 10배까지 증가합니다. 실제로 엄마와 딸이 함께 갑상선 유두암으로 수술받은 경우가 꽤 있습니다.

특히 수질암의 경우 전체 수질암에서 20퍼센트 정도는 RET 유전자 이상이며 가족력이 있는 것으로 알려졌습니다. 만약 RET 유전자 이상의 수질암이 발견됐다면 가족들도 RET 유전자 돌연변이를 검사해야 합니다. 그 결과 RET 유전자 이상이 발견되면 예방적으로 갑상선 전절제술과 중심림프 절제술을 권고합니다. 지금 당장은 갑상선에 문제가 없다고 하더라도 이후 수질암이 발생할 가능성이 높기 때문입니다. 수질암의 경우 림프절로 흔하게 전이되므로 중심림프 절제술도 함께 시행합니다.

갑상선암의 발생이 먹는 것과 관계가 있나요?

관계없습니다. 일반적으로 미역, 김, 다시마 등에 풍부하게 들어 있는 요오드를 많이 섭취하는 지역에서는 갑상선 유두암이 잘 생기고, 반대로 요오드 섭취가 부족한 지역에서는 갑상선자극호르몬 분비가 증가하여 갑상선 여포암이 잘 생긴다고 알려졌습니다. 하지만 우리가 일상생활에서 먹는 요오드의 양은 암을 유발할 정도는 아니라서 갑상선암의 발생이 식습관과 특별한 연관이 있다고 보기 어렵습니다. 다만 갑상선암 수술 후 방사성동위원소치료를 받아야 하는 경우, 치료효과를 극대화하기 위해 치료 전 일정 기간 요오드 성분이 없는 음식을 먹으라고 권유합니다. 이 기간을 제외한 일상생활에서는 건강을 위해 균형 잡힌 식사를 해야 합니다.

갑상선암을 예방하는 음식이나 유발하는 음식이 있나요?

갑상선암을 예방하는 음식이나 약물은 특별히 없습니다. 위에서 설명한 것처럼 연관성이 있다고 보이지만 꼭 맞지는 않습니다. 따라서 요오드가 풍부한 해조류와 과일 및 채소를 골고루 섭취하는 것이 다른 질환을 예방하는 데 중요합니다.

초등학생이나 중학생에게도 갑상선암이 생기나요?

드물지만 어린이나 청소년에게도 갑상선암이 생깁니다. 지난 1986년 체르노빌 원자력발전소 사고 당시 방사능에 노출된 어린이들에게 갑상선암이 평균보다 80배나 많이 발생했다는 보고가 있습니다. 따라서 2011년 일본 후쿠시마 원자력발전소 사고가 발생했을 때 방사능에 노출된 어린이나 청소년은 갑상선암에 걸릴 확률이 높기 때문에 지속적인 추적관찰이 필요합니다.

남성과 여성의 갑상선암에 차이가 있나요?

일반적으로 갑상선암은 남성보다 여성에게서 5~6배 정도 더 잘 발생하는 것으로 알려졌습니다. 하지만 왜 여성에게 갑상선암이 더 많이 발생하는지에 대해서는 아직 정확히 알려진 것이 없습니다. 대표적인 여성암이지만, 남성에게 발생한 경우에는 전이나 재발이 더 흔해서 공격적인 성향이 있다고 알려졌습니다.

병원에서 엑스레이 촬영을 많이 했는데, 이것이 갑상선암의 원인이 될 수 있나요?

방사선 노출은 갑상선암의 발생 원인입니다. 그러나 일반적인 엑스레이 촬영으로는 갑상선암의 발생률이 증가하지 않습니다. 방사선에 노출된 용량에 따라 위험도가 다른데 300~1,000회 정도 엑스레이를 촬영하고 그때마다 방사선이 인체에 모두 흡수된다면 갑상선암이 발생할 수도 있습니다. 하지만 그런 경우는 거의 없기 때문에 보통의 엑스레이 촬영으로 갑상선암이 생긴다고 볼 수 없습니다.

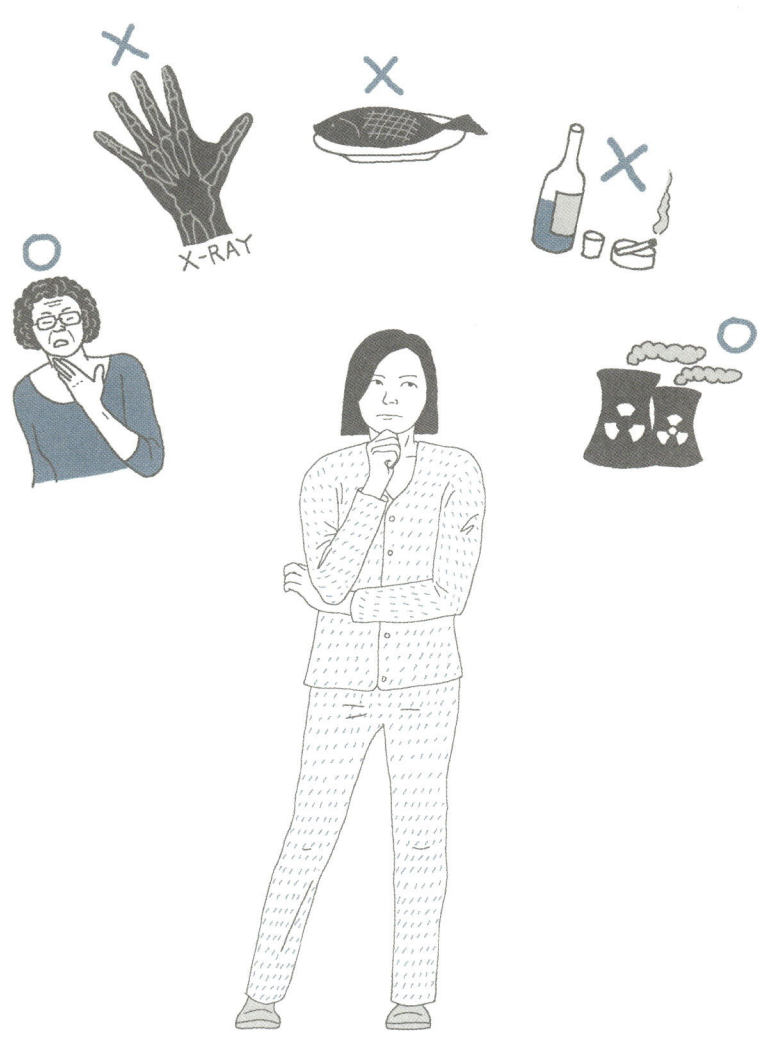

요즘 일본의 방사능 오염이 심각하다고 들었는데 갑상선암과 관련이 있나요?

물론입니다. 체르노빌 원자력발전소 사고 때문에 그 지역의 갑상선암 발생률이 다른 지역에 비해 5~8배 높다는 보고가 있습니다. 후쿠시마 원자력발전소 사고로 인한 방사능 오염도 시간이 흐른 뒤에 역학조사를 해보면 알겠지만, 이 지역의 갑상선암 증가와 연관이 있을 것입니다. 사고가 난 후 후쿠시마의 어린이들 중에서 갑상선암 환자가 늘고 있다고 합니다. 현재까지 암 의심 또는 암으로 진단된 소아 환자들이 이전에 비해 급증했다는 보고가 있습니다. 소아 갑상선암 환자가 보통 100만 명당 1명꼴로 발생한다는 점을 감안할 때 통상 발병률의 100배를 넘는 수준인 것입니다. 세계보건기구WHO도 후쿠시마 원자력발전소 주변 지역 어린이의 암 발생 가능성이 최대 9배까지 증가할 수 있다는 보고서를 제출했습니다.

일부에서는 이 소아 갑상선암 환자들의 상태로 봐서 최근에 발생한 것이 아니므로 원자력발전소 사고와 관련이 없다고 하지만, 갑상선암 진단을 받는 소아 환자가 급증하면서 사고 당시 노출된 방사능에 대한 우려가 커질 것으로 생각됩니다.

Chapter 4

갑상선암의 증상과 진단

40세가량의 여성이 진료실 문을 열고 들어왔다. 잔뜩 인상을 찌푸린 채 수심이 가득한 얼굴이었다. 어디가 불편한지 묻자 갑상선암이라는 얘길 듣고 왔다고 한다. 다른 병원에서 갑상선암을 진단받은 건지 물어보자, "그건 아닌데요, 석 달 전부터 목 안에 걸리는 느낌이 있어서 이상하다 생각했는데, 한 달 전부터는 목 앞에 뭔가 만져지는 거 같더라고요. 너무 걱정돼서 인터넷을 찾아봤더니 이런 경우 갑상선암이래요"라고 말하고는 갑자기 울음을 터뜨렸다. 나중에 안 사실이지만 이분은 친정어머니가 갑상선암으로 수술받은 가족력이 있어 평소 갑상선암을 매우 걱정했었다. 과연 이분은 갑상선암이라는 진단을 받았을까?

요즘 인터넷에는 '갑상선암 자가진단법' 등의 제목을 달고 갑상선암에 대해 필요 이상의 공포감을 조성하는 글이 많아지고 있다. 실제로 갑상선암은 음식이 잘 삼켜지지 않거나 목소리가 변화되는 등의 증상을 유발할 수 있지만 목 앞쪽에 만져지는 혹이 없는 한 갑상선암 때문에 이러한 증상이 생길 가능성은 거의 없다. 설사 혹이 만져진다 하더라도 갑상선암은 그것 말고는 다른 증상이 없는 경우가 대부분이다.

앞의 이야기를 이어가자면, 후두내시경으로 이분의 목 안을 검사해보니 이비인후과에서 매우 흔한 질환 중 하나인 인후두 역류증역류성 후두염이 있었다. 목 앞에 만져지는 혹은 림프절이었으며, 일주일간 약물치료를 한 후에는 더 이상 만져지지 않았다. 목 안의 이물감 역시 인후두 역류증 치료를 받은 후에는 없어졌다. 이후 갑상선 초음파를 시행했는데, 1센티미터의 갑상선 결절이 발견되어 정기적으로 초음파검사를 하고 있다.

/ 갑상선암의 증상 /

갑상선암은 대부분 증상이 없다. 이는 갑상선의 해부학적 특징 때문이기도 하다. 갑상선은 피막이라는 일종의 껍질로 둘러싸여 있고, 갑상선암은 대개 이 피막 안에 머무른다. 피막 안에 생긴 갑상선암은 크기가 아주 크지 않은 이상 증상을 유발하는 경우가 드물기 때문에 거의 증상이 없는 것이다.

그나마 흔한 갑상선암의 자각증상은 암의 크기가 커져 목 앞쪽에서 혹이 만져지거나 보이는 정도다. 보통 셔츠의 목 부분을 조인 상황에서 침을 삼킬 때 혹을 느끼는 경우가 많으며, 목걸이를 걸 때 거울을 보다가 발견하는 경우도 있고, 다른 사람이 발견해주는 경우도 있다. 목 앞쪽에 혹이 발견되었다 할지라도 보통은 암이 아닌 양성종양이다. 대표적인 예로 갑상선 양성결절, 갑상설관낭종, 진피낭종, 표피낭종, 림프절염 등이 있다. 그러니 목에서 혹이 만져져도 걱정하지 말고 가까운 이비인후과를 찾아가면 된다.

그런데 뒤집어 생각해보면 갑상선암이 대부분 증상이 없다는 건 무서운 일일 수도 있다. 나도 모르는 사이에 갑상선암이 내 몸 안에서 자라는 중일 수도 있기 때문이다. 그러므로 갑상선암의 위험이 있을 경우에는 초음파검사를 받아보는 것이 갑상선암을 조기에 발견하는 좋은 방법이다.

만일 갑상선암이 진행되어 피막을 뚫고 주변의 장기를 침습하면 여러 가지 증상을 유발한다. 이때는 주위의 어떤 장기를 침범했느냐에 따라 증상이 달라진다. 가장 흔하게 발생하는 건 성대의 움직임을 조절하는 후두신경으로의 침범이다. 후두신경에 암세포가 침범하면 갑자기 목소리가 쉬거나 자주 사레들려 기침이 잦아질 수 있다. 이런 경우 갑상선암 수술 후에도 영구적인 음성변화가 생길 가능성이 높다. 그렇지만 이비인후과에서 갑상선암 수술 후 음성재활 치료나 성대주입술, 후두성형술 같은 추가적인 치료를 하면 목소리를 좋게 만들 수 있다.

아주 드물지만 갑상선암이 후두에 침범했을 때는 삼킴장애, 음성 변화, 잦은 기침을 동반하며, 경우에 따라서는 후두 자체를 제거하는 후두 전절제술이라는 큰 수술이 필요하기도 하다. 이 밖에도 갑상선 앞에는 주로 음식이나 침을 삼키는 데 관여하는 피대근이 있는데, 갑상선암이 이 근육을 침범하면 음식이나 침을 삼킬 때 불편감이 생긴다. 갑상선암이 식도를 침범하면 식도근육에 장애가 생기고, 종양 자체가 식도 일부를 막아 삼킴장애를 유발하며, 기도를 침범하면 호흡곤란을 일으킨다. 이 경우 갑상선암의 병기는 4기에 해당되어 예후 또한 현저히 나빠진다.

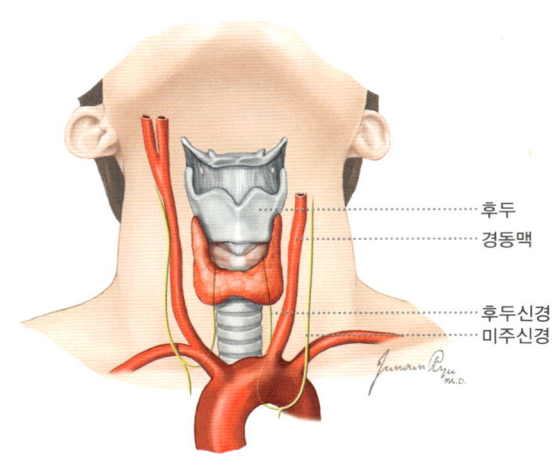

[그림 4] 갑상선 주위의 주요 신경들

/ 갑상선암의 진단 /

　갑상선암은 증상이 없거나 전문의가 촉지해도 만져지지 않는 경우가 많으므로 갑상선암을 진단하기 위해서는 검사장비의 도움을 받아야 한다. 다행히 다양한 영상의학적 병리학적 검사방법이 개발되어 꽤 정확한 진단을 내릴 수 있다.

　갑상선암을 진단하는 방법에는 여러 가지가 있으나 기본적인 진찰을 제외하고 가장 중요한 진단방법은 초음파검사다. 목에 덩어리가 만져지는 등 이상 증상이 있고 의사의 진찰을 통해 갑상선암의 가능성이 의심되면 먼저 초음파검사를 한다. 요즘에는 건강검진 등 다른 이유로 목 초음파검사를 하다가 갑상선암을 발견하는 경우가 많다. 갑상선은 피부와 갑상선 사이의 조직이 얇고 초음파가 투과하기 어려운 공기나 뼈가 없어 초음파검사가 아주 효과적이다. 초음파검사는 방사선 노출의 위험이 없어 안전하며, 초음파검사를 통해 종양의 유무는 물론 악성과 양성 여부를 어느 정도 예측할 수 있다. 세침흡인검사를 동시에 시행하는 경우 그 정확도를 더욱 높일 수 있다. 현재까지는 갑상선암을 진단하는 가장 좋은 검사방법이다.

　우선 초음파검사를 통해 갑상선에 결절이 있는지 확인하는데, 갑상선에 결절이 있다고 해서 모두 갑상선암은 아니다. 초음파검사에서 발견되는 갑상선 결절은 대부분 갑상선암이 아닌 양성결절이며, 정상인에게서도 30~50퍼센트의 빈도로 매우 흔하게 발견된다. 초음파검사에서 결절이 발견되어도 실제 갑상선암일 확률은 약 5퍼센

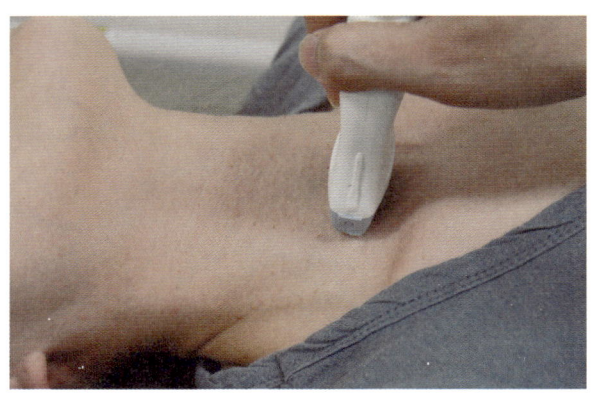

[사진 1] 갑상선 초음파검사 모습

트 내외에 불과하다.

초음파검사를 통해 발견된 결절의 영상의학적 소견에 따라 결절의 암 위험도를 예측할 수 있다. 발견된 결절이 암 위험도가 높은 경우 정확한 암 진단을 위해서 세침흡인검사를 하고, 만일 암이 아니라 양성결절이라면 6~12개월 후에 다시 한번 초음파검사를 한다. 이때 크기에 변화가 없다면 추후 검사는 좀 더 긴 기간을 두고 시행할 수 있다.

갑상선 초음파검사가 갑상선암을 발견하는 아주 훌륭한 방법이지만 한계도 있다. 검사의 특성상 검사자에 따라 결과에 차이를 보일 수 있고, 흉골로 가려진 갑상선 아래쪽의 림프절 전이는 확인하기 어려울 때가 있다. 이를 보완하기 위해 경부CT를 촬영하기도 한다.

갑상선암을 정확히 진단하기 위해 갑상선 초음파검사와 함께 세침흡인검사를 시행한다. 갑상선 결절에 세침흡인검사를 하는 이유는 갑상선암인지 양성결절인지 진단하고, 이후 치료방법을 결정하기 위해서다. 세침흡인검사가 필요한 갑상선 결절은 초음파 소견에서 갑상선암 위험도가 높은 1센티미터보다 큰 결절, 갑상선암 위험도는 낮으나 1.5~2센티미터보다 큰 결절, 목 림프절 전이나 원격 전이가 의심되는 결절이다. 1센티미터보다 작은 결절은 환자선호도에 따라 시행할 수 있고, 명백한 피막 외 침범이 의심되거나 기관이나 되돌이후두신경에 침범의 위험이 있는 경우에 시행할 수 있다.

세침흡인검사는 가는 바늘을 갑상선 결절에 집어넣어 뽑아낸 세포를 세포병리학적으로 검사하여 암세포가 있는지 진단하는 방법이다. 그런데 세침흡인검사의 결과는 다양하게 나온다. 즉 종양이 아닌 정상세포의 증식에 의해 형성되는 양성결절과 갑상선암, 이 두 가지만 진단하는 것이 아니다. 여포종양여포암과 여포선종을 합해서 부르는 명칭이 의심되거나 갑상선암 의심 결절 등이 나오기도 하고, 간혹 세포가 부족하여 명확한 진단이 어렵거나 일부에서 변형된 세포가 나오기도 한다. 세포가 부족하여 정확한 진단이 어렵거나 변형된 세포가 있는 경우에는 2차 세침흡인검사가 필요하다. 암 의심 결절은 대부분 수술 후 조직검사로 확인하며, 여포종양일 경우에는 수술 후 조직검사로 확인하거나 초음파 소견 등의 임상 소견을 고려하여 수술을 통한 조직검사로 확인한다.

세침흡인검사만으로 정확한 진단이 어려울 경우, 결절의 조직을 충분히 얻을 수 있는 큰 바늘을 이용한 조직검사가 도움이 된다. 또

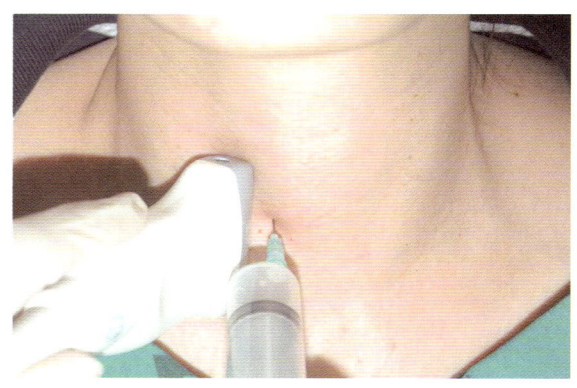

[사진 2] 세침흡인검사 모습

　기본적인 조직염색검사에 특수면역검사나 유전자검사를 추가하면 진단에 도움을 받을 수 있다. 드물게 세침흡인검사나 큰 바늘을 이용한 조직검사로도 정확하게 진단하기 어려운 경우가 있는데, 주기적으로 초음파검사 등을 시행하거나 갑상선 결절을 제거하는 수술을 하기도 한다.

　이 밖에 갑상선 종양의 유무 및 종양의 호르몬 분비 기능 정도를 알아보는 갑상선 스캔이라는 검사가 있으나 초음파검사에 비해 정확도가 떨어져 갑상선 결절에 대한 1차 검사로 시행하지는 않는다. 갑상선 결절 환자인데 갑상선자극호르몬 수치가 감소하고 갑상선 스캔검사 결과가 '열결절'로 나오면 악성종양일 가능성이 거의 없어 세침흡인검사를 생략하는 경우도 있다.

　세침흡인검사에서 갑상선암으로 진단되어 수술하기로 한 경우 수

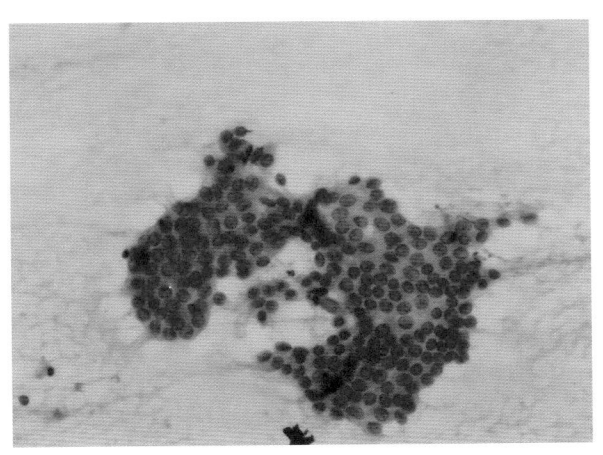

[사진 3] 세침흡인검사 병리 소견

술범위를 결정하기 위해서는 종양의 갑상선 주위 조직 침범상태와 림프절 전이 여부를 진단해야 한다. 수술 전에 암의 진행상태를 파악하기 위해서는 1차적으로 초음파검사를 시행한다. 초음파검사로 종양의 크기와 위치, 암이 갑상선 피막을 침범했는지, 갑상선을 뚫고 기도나 식도 등 주위 장기를 침범했는지, 림프절로 전이됐는지 여부 등을 판정한다.

암이 진행되어 주위 조직을 침범했거나 림프절로 전이된 것으로 의심된다면 좀 더 정확한 진단을 위해 보완적으로 CT검사를 시행한다. 양쪽 목 바깥쪽에 림프절 전이가 의심되면 수술 전 세침흡인검사를 통해 림프절 전이 여부를 정확하게 진단해야 한다. 드물지만 종양이 꽤 진행되었을 경우 MRI검사를 통해 갑상선과 인접한 기도

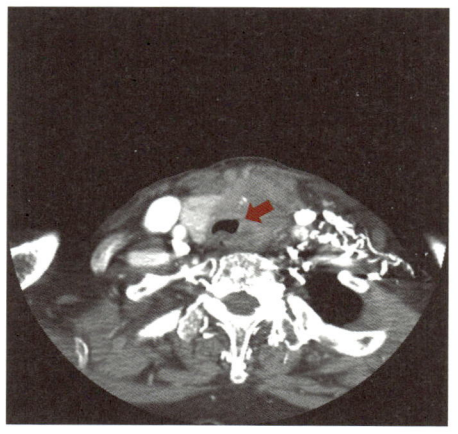

[사진 4] 갑상선암이 기관으로 침범한 모습

정상의 둥근 모양이 아니라 찌그러져 숨길이 좁아진 소견(화살표)을 보이고 있다.

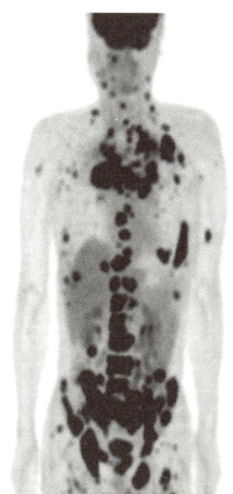 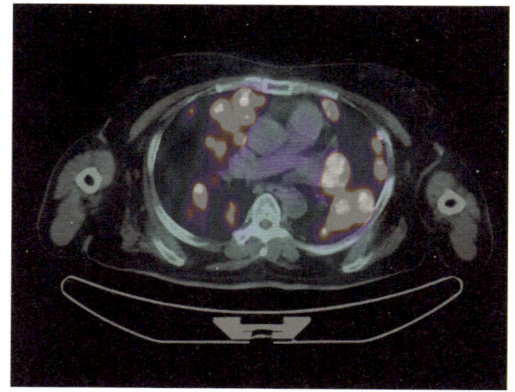

[사진 5] PET-CT검사상 갑상선암이 경부 림프절과 폐, 뼈 등으로 원격 전이된 모습

왼쪽 사진에서 검은 점으로 보이는 곳은 대부분 전이된 갑상선암 병소이고,
오른쪽 사진에서 붉은 부분은 폐로 전이된 부분이다.

등 주변 장기의 침범상태에 대해 정확한 진단을 내릴 수 있다. 갑상선암이 뼈나 폐로 전이한 것으로 의심되는 경우에는 PET-CT검사가 도움이 될 수 있다.

역시 드물긴 하지만 갑상선암 중 수질암이 의심된다면 좀 더 다양한 검사가 필요하다. 수질암은 다른 호르몬 기관에도 병이 생길 수 있고, 유전적인 성향이 강하기 때문에 환자 자신은 물론 가족들도 추가적인 혈액검사 및 유전자검사를 해야 한다. 이 밖에도 갑상선암 수술 전에는 전신마취에 필요한 다양한 검사와 함께 후두내시경을 이용하여 후두의 상태와 성대의 움직임을 확인한다.

/ 갑상선암의 병기 /

모든 암에는 그 부위에 따라 여러 의학적 통계학적 논의를 통해 정해진 '병기stage'가 있다. 병기는 암의 크기와 주위 조직과의 관계, 전이 여부에 따라 암을 단계적으로 구분하는 것이다. 암은 병기에 따라 그 예후가 어느 정도 예측되는데, 병기가 높을수록 예후가 좋지 않다. 치료방법을 선택하는 데도 병기는 중요한 참고자료가 되며, 이는 갑상선암에서도 예외가 아니다.

갑상선암의 병기는 암세포의 조직학적 특성에 따라 각각 다르며 발견 당시 환자의 나이가 큰 영향을 미치는데, 미국공동암위원회에서는 2017년에 새로운 병기지침인 《AJCC》 8판을 출간하며 혼란을

원발종양 병기(T병기)	
T1a	원발종양의 크기가 1cm 이하이며 갑상선 내에 국한되어 있는 경우
T1b	원발종양의 크기가 1cm 초과 2cm 이하이며 갑상선 내에 국한되어 있는 경우
T2	원발종양의 크기가 2cm 초과 4cm 이하이며 갑상선 내에 국한되어 있는 경우
T3a	원발종양의 크기가 4cm보다 크며 갑상선 내에 국한되어 있는 경우
T3b	원발종양의 크기와 상관없이 갑상선 피막을 뚫고 피대근으로 육안적 침범이 있는 경우
T4a	원발종양의 크기에 상관없이 갑상선 피막을 뚫고 피하 연부 조직, 후두, 기관, 식도 또는 반회후두신경으로 육안적 침범이 있는 경우
T4b	원발종양의 크기에 상관없이 갑상선 피막을 뚫고 척추 앞 근막을 침범하거나 경동맥/종격동 혈관을 둘러싸고 있는 경우
국소림프절 병기(N병기)	
N0a	림프절 전이가 없다는 것이 세포/조직적으로 확인된 경우
N0b	림프절 전이가 없다는 것이 영상의학/임상적으로 확인된 경우
N1a	갑상선 주위 중심경부 림프절(기관전, 기관 주위, 전후두/델피안 림프절) 혹은 상종격동 림프절로 전이가 있는 경우
N1b	일측성, 양측성, 반대편 외측 림프절, 후인두 림프절로 전이가 있는 경우
원격 전이 병기(M병기)	
M0	원격 전이가 없는 경우
M1	원격 전이가 있는 경우
임상 병기(Stage)			
55세 미만			
1기	T병기 혹은 N병기와 상관없이 M0인 경우		
2기	T병기 혹은 N병기와 상관없이 M1인 경우		
55세 이상			
1기	T1a, T1b, T2	N0	M0
2기	T1a, T1b, T2	N1	M0
	T3a, T3b	N0, 1	M0
3기	T4a	N병기 상관없음	M0
4A기	T4b	N병기 상관없음	M0
4B기	T병기 상관없음	N병기 상관없음	M1

[표 5] 갑상선 유두암과 여포암의 원발종양, 국소림프절, 원격 전이 병기 및 임상 병기
(2018년 1월 1일부터 적용 권고, 《AJCC》 8판)

막기 위해 2018년 1월 1일부터 적용할 것을 권고했다. 가장 큰 변화는 이전에 45세였던 나이 기준을 55세로 올린 것이다. 예를 들어 가장 흔한 갑상선암인 유두암과 여포암은 55세보다 적은 나이에 발견되면 비교적 예후가 양호하여 병기가 1기와 2기에만 해당되나 55세 이후에 발견되면 1기부터 4기까지 확대된다.

유두암의 경우 병기가 1기면 5년 생존율이 99퍼센트이며 3기의 경우도 93퍼센트 정도다. 하지만 4기는 5년 생존율이 50퍼센트로 급격하게 감소한다. 역형성암은 발견 즉시 4기에 해당하며 5년 생존율이 7퍼센트 정도로 예후가 매우 좋지 않다.

Q & A

A병원에서 갑상선암을 진단받았습니다. 다른 병원에서 다시 진단받아볼 필요가 있나요?

그럴 필요 없습니다. 현재 갑상선암을 진단하는 가장 효과적인 방법인 갑상선 초음파검사와 세침흡인검사는 의사들 간의 활발한 정보교환을 통해 '권고사항'이라는 일종의 규격화된 진단기준이 정해져 있습니다. 그러므로 병원이 달라진다고 해서 진단이 달라질 가능성은 매우 적습니다. 특히 갑상선암을 진단하는 중요한 검사인 세침흡인검사의 경우에는 2009년 발표된 베데스다 시스템에서 세포검사의 결과를 비진단적, 양성, 비정형, 여포종양 의심, 여포종양, 악성 의심, 악성으로 분류해 진단의 객관성을 높임으로써 검사기관 간의 차이를 최소화했습니다.

간혹 어떤 병원에서는 갑상선암이 아니라고 하고, 또 다른 병원에서는 갑상선암이라고 하는 경우가 생기는데, 이는 세침흡인검사를 할 때 조직의 일부에서만 세포를 채취하기 때문입니다. 만일 갑상선 결절의 일부에만 암세포가 있다면 세침흡인검사 때 바늘이 닿는 부위가 어디냐에 따라 암세포가 추출되지 않을 수도 있으며, 이 경우 갑상선암이 아니라는 검사결과가 나올 것입니다. 이런 차이를 최소화하기 위해 결절의 여러 곳을 초음파로 관찰하면서 세침흡인검사를 시행하고, 여러 다른 검사결과를 종합하여 진단을 내립니다. 그렇기 때문에 병원에 따라 차이가 나는 일은 매우 적습니다.

2021년 개정된 갑상선 진단 시스템인 **K-TIRADS**Korean Thyroid Imaging Reporting and Data System에서는 초음파검사를 바탕으로 갑상선 결절을 암 의심 정도에 따서 높은 의심K-TIRADS-5, 중간 의심K-TIRADS-4, 낮은 의심K-TIRADS-3, 양성K-TIRADS-2으로 분류합니다. 그리고 결절의 크기에 따라서 각각의 암 의심 단계에서 세침흡인검사를 시행하는 적응증을 제시했습니다. 높은 의심이거나 중간 의심 초음파 소견의 결절은 크기가 1센티미터

	암 위험도	크기별 세침흡인검사 기준
높은 의심	79.3%	≥ 1cm (> 0.5cm, 선택적으로)
중간 의심	25.4%	≥ 1cm
낮은 의심	7.8%	≥ 1.5cm
양성	0	≥ 2cm 또는 미시행

[표 6] Korean Thyroid Imaging Reporting and Data System

세포검사 결과	갑상선암일 확률	일반적인 치료 (환자 개인의 특성에 따라 다를 수 있음)
비진단적	1~4%	세침흡인검사 재시행
양성	0~3%	경과관찰
비정형	5~15%	세침흡인검사 재시행
여포종양 혹은 여포종양 의심	15~30%	수술 혹은 경과관찰
악성 의심	60~75%	수술
악성	97~99%	수술

[표 7] 베데스다 시스템

이상일 때, 낮은 의심 초음파 소견의 결절은 크기가 1.5센티미터 이상일 때, 양성의 초음파 소견의 결절은 2센티미터 이상일 때 세침흡인검사를 시행하도록 권고합니다. 초음파검사에서 림프절 전이 또는 피막 침범이 의심될 경우에는 갑상선 결절의 크기와 관계없이 조직검사를 시행해야 합니다. 또한 적극 감시 중이었던 양성결절에서 높은 의심 소견이 보일 경우에도 5밀리미터 이상의 결절은 조직검사를 시행해야 합니다. 하지만 처음 진단받은 병원이 아닌 다른 병원에서 진단을 받은 경우 시간의 경과에 따라 암의 진행상태가 달라질 수 있으며, 초음파검사의 경우 검사자에 따라 결과가 달라질 가능성도 있기 때문에 담당의사의 판단 아래 재검사를 하기도 합니다.

초음파검사로 정말 갑상선암을 확인할 수 있나요?

초음파검사만으로 갑상선암을 확진하기는 어렵지만, 갑상선 결절의 초음파 소견에 따라 암 위험도를 예측할 수 있습니다. 초음파검사로 발견되는 갑상선 결절은 대부분 암이 아닌 양성 결절이며 정상인에게서도 30~50퍼센트로 매우 흔하게 발견됩니다. 발견된 결절이 실제 갑상선암일 확률은 5퍼센트 정도에 불과합니다. 그러므로 갑상선 결절이 발견됐다고 갑상선암일까 걱정하며 잠을 설치는 등 스트레스를 받기보다는 암이 아닐 가능성이 훨씬 더 높다고 긍정적으로 생각하는 편이 좋습니다.

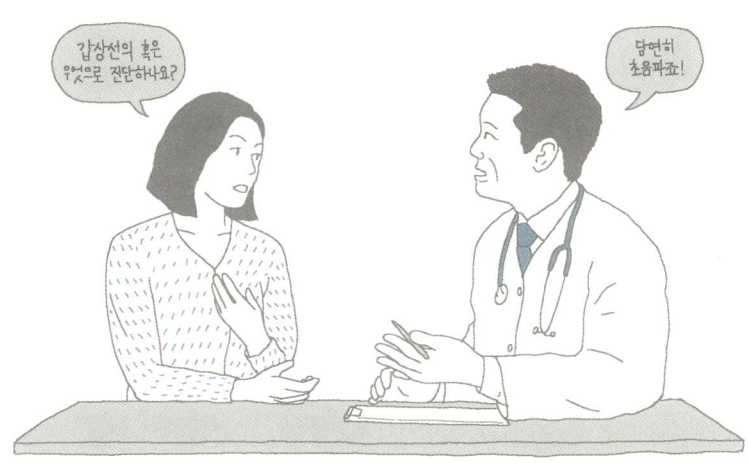

초음파검사를 통해 암으로 의심할 수 있는 결절은 저음영 결절특히 주위 근육보다 더 낮은 음영의 결절, 모양이 불규칙하고 경계나 주위를 침범하는 양상이 분명한 결절, 가로보다 세로로 키가 큰 결절 등이고, 결절 속 석회화 음영이 보일 때, 결절 속 혈류가 증가되어 보일 때, 결절 외에 림프절에 전이 소견이 보일 때에도 암으로 의심할 수 있습니다.

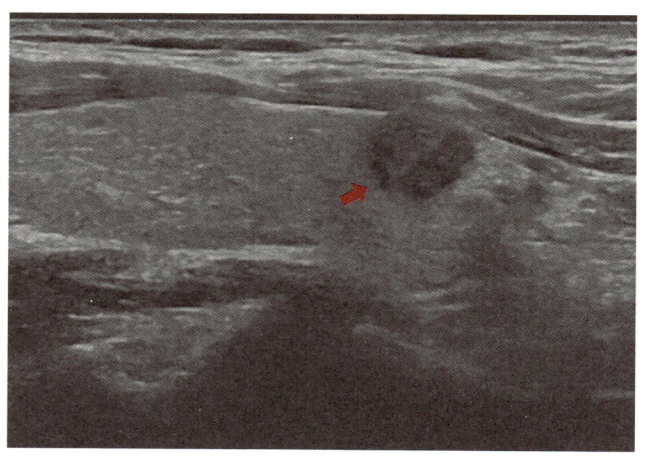

[사진 6] 저음영 갑상선 결절
주위 조직에 비해 저음영의 갑상선 결절(화살표)이 관찰된다.
경계는 비교적 양호하나 주위 갑상선으로 침범하는 양상을 보인다.
또한 갑상선 피막 침범이 의심된다.

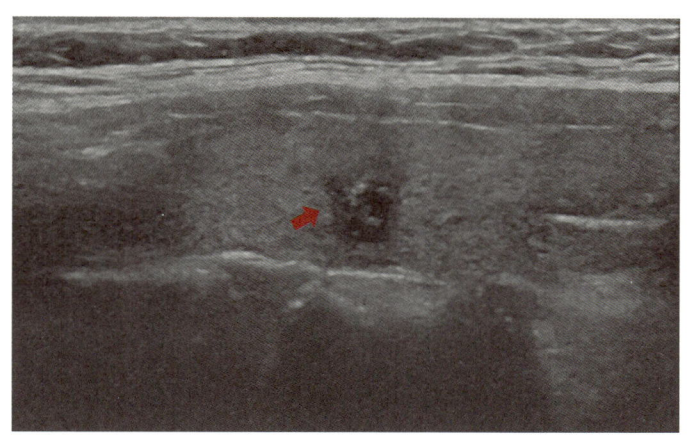

[사진 7] 저음영 갑상선 결절
불규칙한 형태의 저음영 갑상선 결절(화살표)이 관찰된다.
내부에 하얗게 보이는 것은 석회화된 부위다.

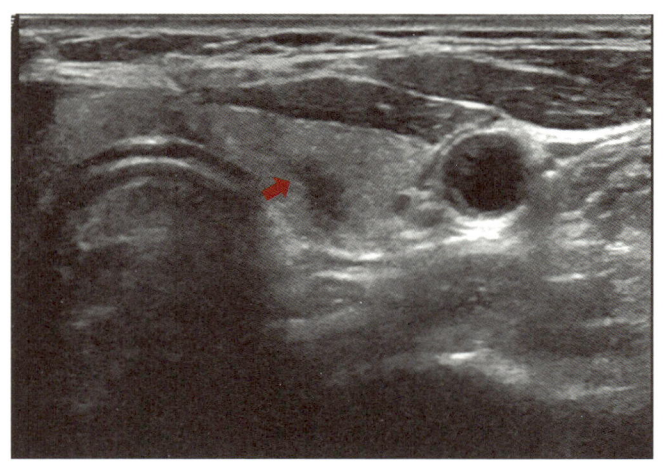

[사진 8] 저음영 갑상선 결절
불규칙한 형태이면서 세로가 가로보다 긴
저음영의 갑상선 결절(화살표)이 관찰된다.

세침흡인검사를 했는데 암은 아니었습니다. 이후 어떻게 관리해야 하나요?

병원에서 결절이라는 진단을 받으면 아무리 암이 아니라고 해도 걱정이 밀려오게 마련입니다. 하지만 병원에서 갑상선 결절이 발견되어도 지나치게 걱정할 필요는 없습니다. 60세 이상에서는 절반 정도 발견되는 매우 흔한 질환이며, 이는 고혈압의 유병률과 비슷하기 때문입니다. 더욱이 세침흡인검사의 정확성은 90퍼센트 이상이므로 일단 안심해도 됩니다.

첫 세침흡인검사의 결과는 초음파의 암 의심 단계에 따라 3~6개월 또는 6~12개월 이내에 세침흡인 재검사 또는 중심생검을 실시합니다. 초음파에서 높은 의심이 되면서 세침흡인검사가 비진단적이거나 비정형일 때는 3~6개월 이내에 세침흡인 재검사 또는 중심생검을 실시합니다. 그 외에 초음파가 중간 또는 낮은 의심이거나 세침흡인검사에서 비진단적, 양성, 비정형인 경우에는 6~12개월 이내에 세침흡인 재검사 또는 중심생검을 실시합니다. 결절이 점점 커지는 경우에도 다시 검사해야 합니다. 따라서 세침흡인검사를 통해 암이 아닌 양성결절로 진단되어도 일정 기간 주기적으로 초음파검사를 해야 합니다.

세침흡인검사 결과 암이 아닌 양성결절로 진단되면 수술하지 않아도 되는데, 결절의 크기가 커서 외관상 보기 싫거나 큰 혹 때문에 목에 불편감이 있다면 고려해볼 수도 있습니다. 예전에는 양성결절의 크기가 커지는 것을 억제하기 위해 약물치

세침흡인검사 결과	초음파 소견 K-TIRADS	치료방법
비진단적	높은 의심	세침흡인 재검사 또는 중심생검 3~6개월 이내
	비진단적중간 또는 낮은 의심	세침흡인 재검사 또는 중심생검 6~12개월 이내
양성	높은 의심	세침흡인 재검사 또는 중심생검 6~12개월 이내
	양성중간 또는 낮은 의심	초음파 검사 12~24개월 후
비정형	높은 의심	세침흡인 재검사 또는 중심생검 3~6개월 이내
	비정형중간 또는 낮은 의심	세침흡인 재검사 또는 중심생검 6~12개월 이내
여포종양 또는 여포종양 의심	모든 결절	진단적 수술(엽절제술)
악성 의심	높은 또는 중간 의심 낮은 의심	수술 세침흡인 재검사 또는 수술 적극적 감시
악성	모든 결절	수술 적극적 감시

[표 8] 세침흡인검사에 따른 치료방법

료를 했지만 그 효과가 불분명하여 지금은 일반적인 갑상선 양성결절에는 약물치료를 잘 하지 않습니다.

요오드가 부족한 경우 양성결절이 커질 수 있지만 우리나라 음식에는 요오드가 충분하기 때문에 일상적으로 음식을 섭취하는 경우에는 전혀 문제되지 않습니다. 간혹 갑상선 결절이 커지는 것을 예방하거나 크기를 줄일 수 있다는 음식이나 민간요법 등이 소개되는데, 이런 치료방법은 과학적으로 증명된 바

없습니다.

갑상선암 자가진단법이 있나요?

아직 의학적으로 증명된 자가진단법은 없습니다. 갑상선암은 전문의조차도 촉진으로 알아내기 힘든 작은 크기인 경우가 많습니다. 그래도 혹의 유무를 확인하고 싶다면 거울 앞에서 자신의 갑상연골아담의 사과 아래쪽을 자세히 살펴본 후 엄지손가락을 이용하여 촉지해봅니다. 그리고 침을 삼키면서 다시 한 번 촉지해봅니다. 하지만 이 방법은 숙달되지 않으면 알아채기 어렵기 때문에 전문의의 진료를 받는 것이 가장 좋은 진단법입니다.

목에 무언가 걸린 느낌이고 기침이 나는데 갑상선암과 관련이 있나요?

목 앞부분에 만져지는 혹은 없지만 목에 무언가 걸리는 느낌과 기침이 있다면 갑상선암보다는 다른 후두 질환일 가능성이 높습니다. 대표적인 질병은 인후두 역류증입니다. 인후두 역류증은 위산이 역류하면서 후두와 식도 입구에 염증과 부종이 생겨 목 안 이물감, 기침, 가래 등을 유발하는 흔한 질환입니다.

갑상선암 때문에 생기는 이물감과 기침은 암의 크기가 커서 주위 조직을 압박하거나 침습해야만 생길 수 있으므로 만져지는 혹 없이 이물감과 기침만 있다면 갑상선암에 의한 증상일 가능성은 매우 낮습니다.

간혹 갑상선암이 그 크기가 작은데도 불구하고 후두신경을 침범하여 성대에 마비가 온 경우에는 만져지는 혹 없이도 이물감과 사레로 인한 기침이 발생할 수 있습니다. 이는 매우 드문 경우이기 때문에 정말로 후두 질환에 의한 것인지 갑상선 질환에 의한 것인지 확인하기 위해서는 반드시 후두내시경으로 후두를 확인해야 합니다.

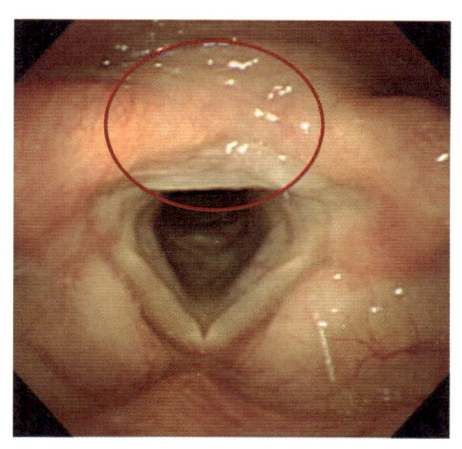

[사진 9] 인후두 역류증 환자의 후두
점막 일부가 인후두 역류증으로 비대해져 있다.

림프절 전이를 알기 위한 검사방법에는 어떤 것이 있나요?

갑상선암은 주로 림프액이 흐르는 일종의 체액관인 림프관을 통해 전이되며, 그 과정에서 림프관 중간중간에 있는 림프절에 정체되기도 합니다. 따라서 림프절은 암세포가 퍼지는 것을 막아주는 방어벽 역할을 하기도 합니다. 만일 림프절에서 암세포가 발견되었다면 이는 갑상선암이 진행됐다는 것을 의미하므로 더 적극적인 치료가 필요합니다.

지금까지의 연구에 따르면 갑상선암을 수술할 때 림프절로 전이된 경우는 아주 작은 전이까지 포함해 약 50~70퍼센트입니다. 그러므로 수술 전에 림프절에 암세포가 있는지를 미리 확인하는 것이 중요합니다. 아직까지 100퍼센트 정확하게 발견할 수 있는 방법은 없으나 CT검사나 초음파검사 등으로 어느 정도는 예측할 수 있습니다. 이러한 검사에서 림프절 전이가 발견되지 않았더라도 림프절 전이가 없다고 장담할 수는 없기 때문에 갑상선암이 진행됐거나 림프절 전이가 의심된다면 갑상선을 절제할 때 절제 갑상선엽과 같은 쪽 바로 아래에 있는 림프절까지 같이 제거하기도 합니다.

수술 전 검사에서 피막 침범이 의심된다고 합니다. 피막 침범이란 무엇인가요?

갑상선은 피막이라는 껍질에 싸여 있습니다. 이 피막은 갑상선과 그 바깥의 조직을 구분하는 경계가 됩니다. 암이 아닌 종양은 대부분 이 피막을 뚫고 나가지 않습니다. 하지만 악성종양, 즉 암인 경우에는 피막을 뚫고 갑상선 바깥으로 나가는 경우가 생깁니다. 이를 피막 침범이라고 합니다.

미국공동암위원회의 새로운 병기지침인 《AJCC》 8판에 따르면 육안적인 피막 외 침범이 있는 경우 갑상선암의 병기가 3기나 4기로 올라가며, 예후도 재발의 가능성이 높은 고위험군에 속하게 됩니다. 피막 침범의 경우 대개 림프절 전이도 함께 발견되므로 갑상선 아래에 있는 림프절까지 절제하는 적극적인 수술을 하고, 수술 후에는 방사성요오드치료를 시행해 혹시 남아 있을 암에 대한 추가적인 조치를 해야 합니다.

갑상선암의 피막 침범에 대한 수술 전 진단은 초음파검사가 가장 정확하며, 종양이 심하게 갑상선 바깥을 뚫고 나간 것이 의심되면 CT검사로 보완하여 더욱 정확하게 진단합니다. 수술 전 검사에서 피막 침범이 관찰되지 않았더라도 수술 시 피막 침범이 발견되는 경우도 있습니다.

세침흡인검사 때 하는 BRAF 유전자검사란 무엇인가요?

BRAF 유전자는 세포의 증식에 관여합니다. 이 유전자에 돌연변이가 생기면 정상세포가 암세포로 변화할 수 있습니다. 특히 갑상선 유두암에서 이런 돌연변이가 많이 발견됩니다. 따라서 BRAF 유전자의 돌연변이 여부를 알 수 있는 BRAF 유전자검사를 세포검사와 같이 시행하면 갑상선암의 진단율을 높일 수 있습니다. 우리나라에서는 외국에 비해 BRAF 유전자 돌연변이가 흔하게 발견되고 예후와도 관련된다는 보고가 있습니다.

건강검진 때 갑상선 혈액검사에서 아무 이상이 없었는데 어떻게 갑상선암이 진단될 수 있나요?

갑상선 혈액검사는 갑상선암이 아니라 갑상선 기능을 검사하는 것입니다. 갑상선호르몬의 수치를 측정하여 갑상선이 잘 기능하고 있는지 확인하는 것이므로 갑상선암 검사와는 다릅니다. 갑상선암 검사는 초음파검사나 세침흡인검사 등을 통해 갑상선의 모양이나 세포학적인 이상을 확인하는 것입니다. 즉 혈액검사와 암검사는 다릅니다.

그런데 갑상선암 수술 후에는 혈액검사로 재발 여부를 알 수 있습니다. 갑상선 전절제술 후에 혈액 중 갑상글로불린 수치를 측정하는데, 갑상선호르몬을 복용하고 있는 동안 검사한 것인지, 복용을 중단하고 검사한 것인지에 따라 수치가 다릅니다. 갑상선호르몬을 복용하고 있는 동안 검사한 갑상글로불린 수치가 2 이하면 재발의 가능성이 높지 않다고 봅니다. 그러나 갑상글로불린 수치가 2 이하인 경우에도 재발하는 경우가 있어 절대적인 수치보다는 변화가 중요합니다. 갑상선호르몬을 복용하다가 중단한 후에 측정한 갑상글로불린 수치의 변화가 좀 더 정확합니다.

Chapter 5

갑상선암의 치료방법

/ 갑상선암을 치료하는 최선의 방법 /

갑상선암은 치료가 잘되는 암이라 다른 암처럼 5년 생존율을 따지는 게 별로 의미가 없다고 말한다. 국가암정보센터에서는 2010년 기준으로 갑상선암의 5년 생존율이 100.2퍼센트라고 발표했는데, 이러한 우수한 치료결과는 수술에 기반을 두고 있다. 이러한 자료는 대부분 분화가 좋은 갑상선 유두암 또는 여포암을 배경으로 한 자료이기 때문에 다른 갑상선암의 치료법은 여기서 다루지 않겠다.

그렇다고 해도 막상 갑상선암이 의심되거나 갑상선암으로 진단되어 수술해야 한다는 말을 들으면 다른 치료방법은 없나 찾게 된다.

주변 사람들에게 위로받고 인터넷에서 '갑상선암 수술은 그리 힘들지 않으니까 너무 두려워 마세요'라는 경험자의 글을 읽으며 안도하다가도 이내 암에 걸렸다는 불안감에 자연요법, 한방치료, 면역치료, 효소치료 같은 각종 치료법에 혹하기도 한다. 하지만 암에 걸렸다는 불안한 심리를 이용하는 이러한 치료법들은 효과가 입증되지 않았다.

갑상선암에서 효과가 확실하고 비용도 적게 들며 가장 중요한 1차적인 치료방법은 수술이다. 초기의 갑상선암 수술은 '암 수술' 하면 떠오르는 무섭고 어려운 수술이 아니다. 물론 합병증이 전혀 없는 것은 아니지만 갑상선암 수술 후에 생기는 합병증은 대부분 약물치료나 시술로 해결이 가능하다.

갑상선암 수술은 갑상선암의 종류, 암의 진행 정도병기, 결절의 크기, 환자의 나이에 따라 달라지며, 갑상선의 엽을 한쪽만 제거하거나 좌우를 모두 제거하는 방법 중에서 선택해야 한다. 재발의 위험이 높지 않은 경우에는 한쪽 엽만 절제반절제한 후 추적관찰한다. 재발의 위험이 높은 경우에는 정상 갑상선엽을 포함하여 갑상선을 전부 제거전절제한다. 정상 갑상선이 남아 있으면 혹시 남았을지 모르는 암세포를 제거하고 재발 가능성을 낮출 수 있는 방사성요오드치료를 방해하기 때문에 갑상선 절제술을 시행한다. 림프절 전이가 발견된 경우에는 림프절 절제술을 같이 시행한다. 또한 후두, 식도 등 주변 장기를 침범한 경우에는 침범부위도 같이 절제한다. 갑상선을 전부 제거한 다음에는 갑상선에서 분비되던 갑상선호르몬을 매일 먹어서 보충한다.

수술 후 추가적인 치료주로 방사성요오드치료를 할지 말지는 조직검사 결과를 보고 결정한다. 조직검사는 대개 일주일 정도 소요되며 수술 후 퇴원한 다음 외래진료를 받을 때 확인할 수 있다. 조직검사 결과 전이 소견이 있거나 재발의 위험성이 크다면 방사성요오드치료를 해야 한다.

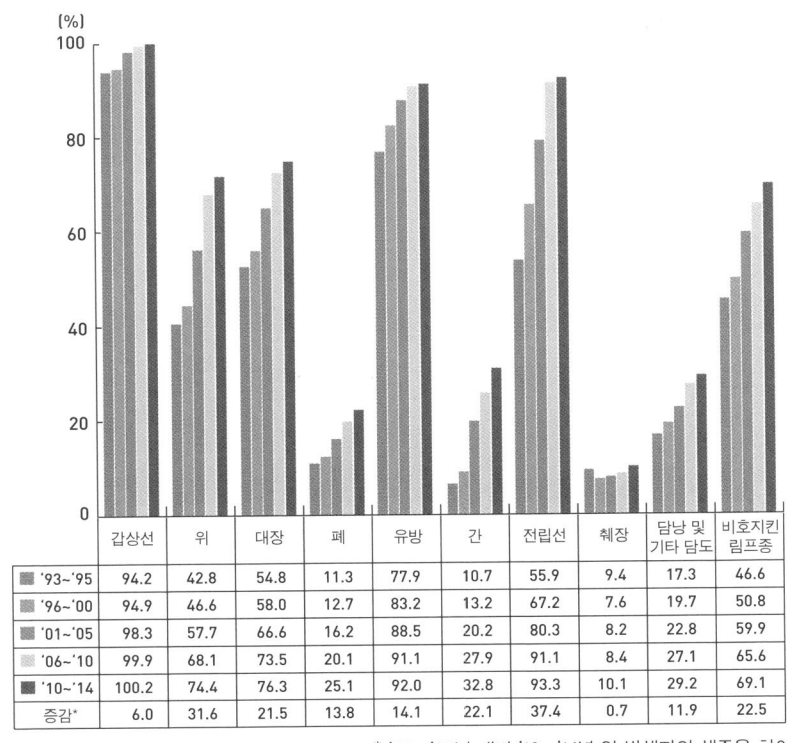

	갑상선	위	대장	폐	유방	간	전립선	췌장	담낭 및 기타 담도	비호지킨 림프종
'93~'95	94.2	42.8	54.8	11.3	77.9	10.7	55.9	9.4	17.3	46.6
'96~'00	94.9	46.6	58.0	12.7	83.2	13.2	67.2	7.6	19.7	50.8
'01~'05	98.3	57.7	66.6	16.2	88.5	20.2	80.3	8.2	22.8	59.9
'06~'10	99.9	68.1	73.5	20.1	91.1	27.9	91.1	8.4	27.1	65.6
'10~'14	100.2	74.4	76.3	25.1	92.0	32.8	93.3	10.1	29.2	69.1
증감*	6.0	31.6	21.5	13.8	14.1	22.1	37.4	0.7	11.9	22.5

* '93~'95년 대비 '10~'14년 암 발생자의 생존율 차이

[표 9] 주요 암종의 남녀 전체 5년 상대생존율 추이(출처: 국가암정보센터)

방사성요오드치료는 정상 갑상선 세포나 갑상선암 세포가 요오드를 잘 흡수하는 성질을 이용한 방법이다. 방사성요오드캡슐을 경구로 섭취하면 방사성요오드는 장을 통해 흡수된 후 혈액을 타고 온몸에 퍼지게 된다. 온몸으로 퍼진 방사성요오드는 수술 후 남아 있을지 모르는 갑상선암 세포나 갑상선 세포에 주로 모이고, 그 세포는 방사선에 의해 죽게 된다. 방사성요오드치료는 다른 암의 일반적인 항암제치료에 비해 정상세포의 손상이 적고 치료가 잘되어 갑상선암의 우수한 치료성과에 크게 기여하고 있다. 일반적인 항암제 주사요법은 갑상선암 치료에 효과가 없어 사용되지 않는다. 다른 암의 치료에 흔히 사용되는 외부 방사선치료는 방사성요오드치료로 효과가 잘 나타나지 않을 경우에 드물게 사용한다.

갑상선을 모두 절제했다면 이제부터 매일 갑상선호르몬을 복용해야 한다. 갑상선호르몬의 혈중농도를 정상범위보다 높게 유지하면 갑상선암 세포의 성장이 억제되는데, 이를 갑상선자극호르몬 억제요법이라고 한다. 갑상선암 수술 후 상태나 재발 가능성에 따라 갑상선호르몬의 복용량을 조절한다.

/ 암 진단 후 적절한 수술시기 /

갑상선암은 대부분 천천히 자라고 예후도 좋아서 '거북이암'이나 '착한 암'이라고 부르기도 한다. 일본에서는 갑상선암을 그냥 두고 보기도 한다는 언론보도가 주목을 받았다. 그래서 갑상선암을 진단받은 후에 얼마나 빨리 수술해야 하느냐, 수술하지 않고 좀 더 지켜보면 안 되겠느냐고 물어보는 사람들이 있다. 실제로 갑상선암의 진행속도가 다른 암에 비해 느린 것은 확실하다. 진행속도가 빠르지 않고 림프절 전이가 없는 경우에는 조바심을 내어 수술할 필요는 없다. 그러나 진행속도가 다른 환자에 비해 훨씬 빠른 경우도 분명히 있다. 특히 림프절 전이가 발견된 경우에는 이미 꽤 진행된 상태이기 때문에 일부러 수술을 지체하는 것은 위험하다.

갑상선 주변으로의 침범이나 림프절 전이 소견이 없는 1센티미터 이하의 작은 갑상선암에 대해서는 치료방침이 조금씩 바뀌고 있다. 2016년 대한갑상선학회 갑상선 결절 및 암 진료 권고안 개정안에 따르면 갑상선 결절의 일반적인 세포검사 및 치료기준을 5밀리미터에서 1센티미터로 상향했다. 이 연구는 1센티미터 이하의 작은 갑상선 유두암이 있는 1,235명의 환자를 대상으로 시작했다. 이들 중 26퍼센트는 5밀리미터 이하의 아주 작은 크기의 갑상선암이 있었다. 짧게는 1년 반에서 길게는 18년 반까지 평균 5년 정도 관찰했다. 연구결과 5년 후 4.9퍼센트, 10년 후 8퍼센트 정도의 환자에게서 암의 크기가 원래 크기보다 3밀리미터 이상 커진 것을 알 수 있었다. 또 원래 림프절 전이가 없던 환자 중 5년 후에 1.7퍼센트, 10년 후에는 3.8퍼센트의 환자에게서 림프절 전이가 관찰되었다. 40세 미만의 젊은 환자에게서 암의 성장과 림프절 전이가 40세 이상의 환자보다 많이 발생하는 경향을 보였다.

이러한 결과를 바탕으로 미세유두암을 수술하지 않고 주기적으로 초음파검사를 통해 암의 성장과 림프절 전이 여부를 감시하는 능동감시에 대한 연구가 다시 진행되었다. 최근까지 진행된 연구에서는 공통적으로 세 가지 결론을 얻었다. 첫째, 종양의 크기가 작은 미세유두암의 경우 종양이 성장하거나 림프절 전이가 발생하는 가능성이 상당히 낮았다. 둘째, 경과관찰 중 암이 자라고 새로운 림프절 전이가 발생해도 수술을 받으면 환자의 생명에 영향을 주지 않았다. 마지막으로, 미세유두암 때문에 여러 장기로 전이가 되고 사망한 경우는 드물었다. 따라서 저위험도의 갑상선 유두암에 대해서는 능동감시가 수술을 대체할 방법으로 제시되었다. 수술의 위험성이 있는 고령자에게서 발생한 미세유두암의 경우 능동감시의 좋은 적응증이 될 수 있다. 능동감시의 간격은 처음 1~2년 동안은 6개월마다 시행하고 관찰기간에 더 성장하지 않는다면 이후에는 검사 간격을 1년으로 할 수 있다. 능동감시를 언제까지 할 것이냐에 대한 답은 현재까지 없고 지속적인 연구를 진행 중이다.

하지만 림프절 전이가 없고 1센티미터 이하의 미세유두암이라 하더라도 암의 위치와 조직 타입에 따라서 수술을 권하는 경우가 있다. 암이 조금만 커져도 갑상선 주위에 있는 목소리를 내는 신경, 기관, 식도의 기능에 영향을 주는 위치에 있다면 수술을 조기에 시행하는 것이 좋다. 그리고 진단할 때 시행하는 초음파 유도하 세침흡인검사에서 공격적인 성향의 유두암으로 보일 경우에도 능동감시보다는 수술을 시행하는 것이 좋다. 물론 감시기간에 종양이 지속적으로 성장할 경우에도 수술을 고려해야 한다.

결론적으로 1센티미터보다 작은 갑상선암을 무시하고 방치해서는 안 되지만, 당분간은 수술하지 않고 지켜볼 수 있는 것이다. 그런데 일부 환자들은 갑상선암의 성장 속도와 전이 속도가 다른 사람에 비해 빠르다. 1센티미터 이하의 작은 갑상선암도 결국 진행될 수 있기 때문에 환자의 선호도와 상태에 따라 검사와 수술을 시행하는 것이 필요하다. 새 갑상선암 진료 권고안에는 이런 내용도 포함되어 있다. 작은 갑상선암은 수술 없이 적극적으로 감시하거나 수술할 수 있는데, 수술할 때는 갑상선암이 있는 쪽 엽만 제거하는 갑상선 엽절제술반절제을 권고한다.

/ 전절제와 반절제 /

갑상선암을 수술하기로 결정했다면, 그다음에는 전절제를 할 것인지 반절제를 할 것인지 결정해야 한다. 갑상선은 크게 좌엽과 우엽 두 덩어리로 이루어져 있는데, 갑상선암을 수술할 때는 암덩어리만 떼어낼 수 없고 엽 단위로 절제한다. 이때 갑상선암으로 진단받았거나 의심되는 쪽의 엽만 제거하는 것을 갑상선 엽절제술 혹은 반절제라 하고, 양쪽 엽을 모두 제거하는 것을 갑상선 전절제술 혹은 전절제라고 한다. 그런데 문제가 있는 쪽만 제거, 즉 반절제하지 않고 왜 멀쩡한 쪽도 같이 제거할지 말지를 결정해야 하는지 의문

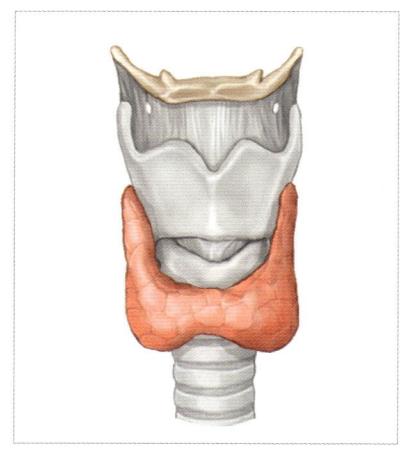 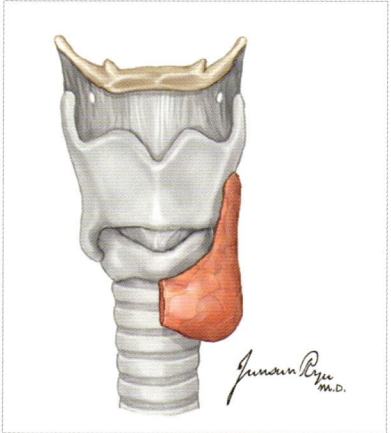

[그림 5] 갑상선암 수술 전과 반절제 후 모습

이 들 것이다.

　갑상선암은 처음에 하나의 세포에서 시작한다. 그리고 점점 커져 검사에서 혹으로 발견된다. 모든 암이 그렇지만 이 암덩어리는 어느 정도 커지면 다른 부위로 퍼져나가기 시작한다. 이것이 전이다. 갑상선암 중 가장 흔한 유두암은 대부분 주변의 림프절로 전이되어 순차적으로 퍼져나간다. 또 여포암은 혈관을 타고 전이되어 곧바로 멀리까지 퍼져나가는 특징이 있다. 이렇듯 전이가 되는 암세포도 처음에는 눈에 띄지 않는다. 그러다가 꽤 크기가 커진 후에야 CT검사나 초음파검사로 발견되는 것이다.

　그렇다면 눈에 띄지는 않지만 전이되었을 가능성이 높을 때는 어떻게 치료해야 할까? 갑상선암이 전이된 소견이 있거나 전이되었을 가능성이 높을 때, 재발할 가능성이 높다고 판단될 때는 반절제가 아니라 전절제를 하고 수술 후 방사성요오드치료를 추가한다. 왜냐하면 반절제 후에는 정상 갑상선 세포가 남아 있으므로 방사성요오드치료에 방해가 된다. 즉 전절제는 이후 방사성요오드치료를 할 가능성이 있기 때문에 하는 것이다.

　이 밖에도 암이 갑상선 주위의 조직인 신경, 혈관, 기관, 식도를 침범했거나 여러 곳에 림프절 전이가 있을 경우, 이미 원격 전이가 되어 있는 경우, 두경부에 방사선치료를 받은 경우에 재발의 위험성이 높다. 재발의 위험성을 낮추기 위해서라도 방사성요오드치료를 해야 한다. 일측엽을 절제했더라도 조직검사에서 종양이 불충분하게 제거되었거나, 전이된 경부 림프절의 개수가 많거나 크기가 클 경우에 동위원소치료를 위해 반대측에 남아 있는 갑상선을 다시 제거하는 것이 좋다.

　반대로 전이나 재발의 가능성이 낮으면 반절제한 후 그냥 관찰할 수 있다. 일반적으로 1센티미터 이하의 작은 혹이 주변 침범이나 림프절 전이 없이 갑상선 안에만 있을 경우에는 반절제를 한다. 반절제를 시행한 경우 정상 갑상선이 많이 남아 있기 때문에 방사성요오드치료를 할 수 없다. 최근에는 수술의 부작용 등을 고려하여 주변 침범이나 림프절 전이가 없는 1센티미터 이상, 4센티미터 이하의 비교적 큰 갑상선암일 때도 반절제를 권유한다. 수술하는 의사의 경험, 부작용 빈도, 재발의 위험성, 재수술의 가능성 등을 의사와 환자가 잘 상의하여 결정하는 것이 좋다. 반절제 후 재발이나 전이 소견이 발견되거나 남아 있는 갑상선에서 새로운 갑상선암이 발견되면, 남아 있는 갑상선과 재발부위를 수술로 제거하고 방사성요오드 치료를 해야 한다.

Q & A

갑상선암 수술은 어디서 받아야 하나요?

최근에는 건강검진을 받다가 갑상선에서 혹을 발견해 갑상선암을 진단받는 경우가 많고, 간혹 목에 혹이 만져지거나 목소리가 변하여 진찰을 받다가 갑상선암을 진단받는 경우도 있습니다. 이런 경우 대개 수술을 권유받습니다.

환자가 병원을 선택할 때는 의료진의 전문성과 병원의 서비스를 고려하게 됩니다. 의사에 대한 신뢰감, 병원의 명성과 시설에 대한 신뢰감, 간호사나 직원의 친절함, 통원의 용이성, 진료비용, 수술일정 등의 항목을 따져보고 선택합니다. 직접 병원을 방문하여 수술을 담당할 의사와 상담한 후 결정하면 되는데, 사전에 갑상선암에 대한 약간의 지식을 알고 가면 선택하는 데 도움이 될 것입니다.

갑상선암 수술은 우리나라에서 1년에 3만 건 정도 시행되는 비교적 흔한 수술입니다. 그렇기 때문에 갑상선암을 수술하는 병원을 찾기가 어렵다기보다는 오히려 수술하는 병원이 많아서 선택하기 더 어려울지도 모르겠습니다. 병원을 선택할 때 진료과도 고민하게 됩니다. 갑상선암 수술은 이비인후과에서도 하고 외과에서도 하기 때문입니다. 어떤 병원에서는 이비인후과에서만 갑상선암을 수술하기도 하고, 또 어떤 병원에서는 외과에서만 수술하기도 합니다.

일반적으로 작은 갑상선암은 어떤 진료과에서 수술해도 큰 차이가 없습니다. 하지만 갑상선암의 부작용 중 가장 중요한 음성변화는 이비인후과에서 더욱 큰 관심을 갖고 있다고 해도 무리가 없습니다. 이비인후과에서는 음성변화를 예방하기 위해 적극적으로 목소리치료음성치료를 실시합니다.

갑상선암이 진행되어 후두신경, 후두, 기도, 식도를 침범한 경우에도 주의해야 합니다. 갑상선암은 대부분 수술로 쉽게 제거하지만, 이곳저곳에 침범한 경우에 제대로 제거하지 않으면 결국 재발하고 맙니다. 그러므로 첫 수술에서 철저하게 제거하는 것이 중요합니다. 이비인후과에서는 후두, 식도, 기도를 직접 수술하는 경우가 많기 때문에 진행성 갑상선암 수술에 유리합니다. 진행성 갑상선암 수술 후에는 불가피하게 음성변화나 삼킴장애가 생길 수 있는데, 이비인후과에서는 이러한 치료를 적절한 시기에 잘 시행할 수 있습니다.

갑상선암을 수술하지 않고 약물로 치료할 수 있는 방법은 없나요?

없습니다. 수술이 가능한 갑상선암은 수술이 가장 좋은 치료법입니다. 아주 작은 갑상선 결절은 조금 더 커졌을 때 수술해도 대부분 치료가 잘됩니다. 일부에서는 이를 오해하여 5밀리미터 혹은 1센티미터 이하의 갑상선암은 비수술적 치료를 권고한다고 하면서 약물치료와 물리치료 등을 광고하는 경우도 있습니다. 이것은 잘못된 치료방법입니다.

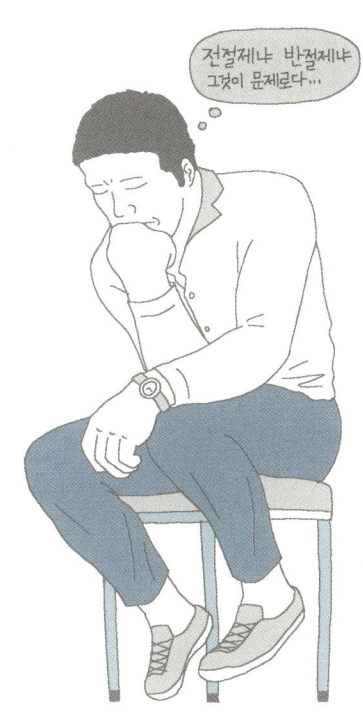

현재까지 수술 없이 갑상선암을 치료할 수 있는 약물은 없습니다. 갑상선암은 대부분 간단한 수술로 치료가 잘되며, 드물지만 수술로 완치하기 힘든 갑상선암은 약물치료의 도움을 받기 위한 연구가 한창입니다. 많이 진행되었거나 여러 군데 재발하여 수술적 치료가 불가능할 경우 항암제 또는 방사선치료를 사용할 수 있습니다. 안타깝게도 수술을 피할 수 있을 만큼 효과적인 치료약은 아직 개발되지 않았습니다.

고주파치료라는 치료법도 있다는데 무엇인가요?

갑상선에 생긴 결절을 치료하는 방법으로 고주파치료나 에탄올주입치료라는 것이 있습니다. 고주파치료는 고주파를 발생하는 특수한 장치에 연결된 주사바늘을 갑상선 결절에 찔러 넣은 후 바늘에서 발생하는 열로 세포를 죽이는 방법입니다. 에탄올주입치료는 결절에 에탄올을 주사하여 세포를 죽이는 방법입니다. 이 치료법들은 갑상선 결절을 치료하는 데 유용하며, 갑상선암에 대해서는 아직 치료효과나 부작용 등을 연구하는 단계입니다.

갑상선암을 진단받은 후에 목이 불편합니다. 빨리 수술해야 하나요?

암을 진단받거나 암이 의심된다는 이야기를 들으면 누구나 두렵습니다. 게다가 수술일정이 금방 잡히지 않으면 더 걱정입니다. 왠지 목이 더 불편하고 이물감도 느껴지는 것 같고 불안해집니다. 그렇지만 크게 염려하지 않아도 됩니다. 갑상선암은 상당히 커지기 전에는 대개 증상을 일으키지 않으며, 림프절 전이가 있다고 해도 특별한 증상이 나타나지 않습니다. 특히 목에 생기는 이물감이나 불편감은 작은 갑상선암과는 관련이 없습니다. 갑상선암은 다른 암과 달리 대부분 아주 천천히 자라기 때문에 크기가 작고 전이 소견이 없으면 수술을 서두르지 않아도 됩니다.

그런데 암덩어리가 작다고 해도 후두신경이 지나가는 부위와 가까운 곳에 위치한 경우에는 드물지만 신경을 침범하기도 합니다. 암덩어리가 신경을 침범하면 성대에 마비가 와서 음성변화가 생길 수 있습니다. 갑상선암이 많이 진행된 상태라면 성대마비에 따른 음성변화뿐 아니라 다른 증상들도 생길 수 있습니다. 암덩어리가 기도를 직접 침범하면 숨 쉬는 것이 불편하고, 식도를 침범하면 음식 삼키는 것이 불편해집니다.

이렇게 심각한 경우라면 CT검사나 초음파검사에서 갑상선암이 기도, 식도로 침범한 소견이 확인될 것입니다. 갑상선암이 진행된 소견을 보이면 수술을 서둘러야 합니다. 하지만 이렇게 심각한 증상을 초래하는 갑상선암은 드물기에 조금 불편하다고 해서 자신과 연관 지어 미리 걱정할 필요는 없습니다.

목 이물감의 원인	인후두 역류
	염증
	비염 및 축농증(부비동염)
	신경증
	악성종양
	내분비 질환
	갱년기 호르몬 변화
	과도한 흡연과 음주
인후두 역류로 인한 증상	목의 이물감
	만성 기침
	가슴 속이 타는 느낌
	쉰 목소리
	침 삼키기 어려움
	목의 점액 과다

[표 10] 목 이물감의 원인과 인후두 역류로 인한 증상

임신 중인데 갑상선암을 진단받았습니다. 어떻게 해야 하나요?

갑상선암이 워낙 여성에게 흔한 암이다 보니 이런 상황이 생길 가능성이 있습니다. 미국의 한 자료에 따르면 임신기간에 유방암 다음으로 흔하게 발견되는 암이 갑상선암이라고 합니다. 암 진단을 받으면 그것 자체도 두렵지만 태아에게 전이될까 봐 불안해집니다. 하지만 걱정하지 않아도 됩니다. 엄마의 암이 태아에게 전이되지는 않기 때문입니다.

갑상선암의 가장 중요한 치료방법은 수술입니다. 그런데 아주 심각한 상태가 아니라면 임신기간에 수술할 필요는 없습니

다. 예전 연구에서 임신 중 갑상선암이 더 위험하다고 하는 보고가 있었으나, 2015년 미국갑상선학회 진료 권고안에서는 잘못된 연구라고 지적합니다. 갑상선암은 수술시기가 1년 정도 지체되어도 예후에는 차이가 없다고 합니다. 그래서 대개 분만 후까지 기다렸다가 수술합니다.

드물게 심각한 상태라면 임신 중에 수술해야 하는데, 임신 중기특히 15주에서 24주 사이에 시행할 수 있습니다. 유산을 최소화할 수 있는 시기라서 그렇습니다.

저희 어머님이 고령이신데 수술해도 될까요?

의학의 발전으로 나이가 수술이나 마취를 결정하는 중요한 요인은 아닙니다. 나이가 아무리 많아도 걸어 다닐 체력만 있으면 대부분 전신마취로 수술이 가능합니다. 다만 다른 질병으로 인해 여러 종류의 약을 복용하고 있는 경우가 많기 때문에 전신마취로 수술을 시행하기 전에 그 위험성을 잘 평가해야 합니다. 어떤 약물은 수술 전에 중단하거나 보충해줘야 합니다. 그래서 내과나 신경과에서 진료를 보고 검사를 하는 것입니다.

고령자의 수술은 그 위험성과 함께 수술의 필요성에 대한 평가도 동반되어야 합니다. 마취와 수술의 위험성, 수술의 장단기적 기대효과 등을 상담하고, 수술 여부를 결정할 때 환자가 직접 참여할 수 있도록 합니다.

수술 시 전신마취로 인해 문제가 생길 수 있나요?

환자가 수술실에 들어오면 환자와 수술부위를 확인하고 정맥주사를 통해 약물을 주입합니다. 환자는 팔이 조금 뻐근하다고 느끼다가 곧바로 의식을 잃게 됩니다. 마취통증의학과 의사는 기구를 이용해서 후두를 확인하고 인공호흡을 위한 튜브를 기도에 삽입합니다. 전신마취가 시작되면 담당의사가 수술부위를 소독한 후 수술을 시행합니다.

전신마취 후 생길 수 있는 가장 흔한 합병증은 튜브에 의한 목의 불편함침 삼킬 때의 따끔거림 혹은 이물감입니다. 간혹 입술에 멍이 들거나 치아가 손상되는 경우도 있고, 고령의 환자에게서는 전신마취 후 일시적 배뇨곤란이 생기기도 합니다. 갑상선암이 많이 진행하여 기도를 침범했을 때는 기도에 튜브를 넣기가 어렵습니다. 이때 적절한 시간에 튜브를 기도에 넣지 못하면 몸에 산소가 공급되지 않아 뇌나 다른 장기에 저산소증에 따른 손상이 올 수 있고, 심한 경우 사망에 이를 수도 있습니다. 이런 상황은 갑상선암이 기도를 침범하지 않았을 때도 후두 경련이나 기관지 경련 때문에 드물게 생길 수 있습니다.

전신마취를 하기 전에는 일정 시간 동안 금식을 해야 합니다. 위장에 음식물이 남아 있는 경우 역류하여 기도로 들어가기 때문입니다. 폐흡인이 발생하면 폐렴과 같은 합병증이 생겨 매우 위험해집니다. 또 심장에 문제가 있던 환자들은 전신마취 시 부정맥, 심근경색의 위험성이 상대적으로 높아 심한 경우 사망에 이릅니다.

이 밖의 다른 합병증으로는 전신마취 중에 사용하는 마취제 때문에 환자의 체온이 올라가는 악성고열증, 다른 약물에 대한 이상반응과 과민반응이 있으며, 이 역시 심한 경우 사망에 이릅니다. 이렇듯 전신마취에 따른 부작용은 여러 가지가 있고, 그 정도도 가벼운 것부터 심각한 것까지 다양하지만 대부분의 경우 걱정할 필요는 없습니다. 가벼운 증상은 흔하고 심각한 부작용은 드물다고 생각하면 됩니다.

갑상선암 수술 후에는 꼭 갑상선호르몬을 복용해야 하나요?

양쪽 갑상선을 전절제했다면 반드시 갑상선호르몬을 먹어야 합니다. 갑상선호르몬을 평생 복용하는 것에 부담을 느끼는 환자들이 많지만 비타민을 먹는다고 생각하면 좋을 것입니다. 갑상선호르몬은 아침에 일어나서 공복에 먹는 것이 좋고, 우유나 주스와 같이 먹는 것은 피합니다.

한쪽 갑상선만 절제했고 혈중 갑상선호르몬의 농도가 정상이라면 갑상선호르몬을 복용하지 않아도 됩니다. 반절제 수술 후 갑상선 기능이 정상으로 유지될 확률은 85퍼센트 정도입니다. 그러나 기능검사상 이상이 있다면 갑상선호르몬을 복용해야 합니다. 일부에서는 갑상선 반절제를 했고 갑상선 기능검사가 정상이어도 갑상선호르몬을 복용하라고 합니다. 갑상선호르몬을 복용하면 뇌하수체에서 나오는 갑상선자극호르몬의 수치가 감소합니다. 갑상선자극호르몬의 수치를 어디까지 낮추는 지에 대한 의견은 다르지만, 갑상선자극호르몬의 수치가 낮게 유지되면 갑상선암의 성장도 더뎌집니다.

갑상선을 다 제거했는데 왜 재발하나요?

갑상선암 역시 다른 암처럼 림프절을 통해 전이될 수 있습니다. 일반적으로 갑상선암을 수술할 때 갑상선 조직 전체와 전이가 의심되는 림프절 구역을 제거하지만, 세포 단위의 작은 암 조직은 현재 의학기술로는 발견할 수 없기 때문에 그대로 남았을 가능성이 있습니다. 떼어낸 갑상선 조직을 검사하여 암세포가 갑상선의 피막 바깥으로 퍼져나간 흔적이 발견되거나 주변의 림프관 또는 혈관으로 침습한 흔적이 보이거나 림프절로 전이된 경우는 재발이나 전이의 가능성이 높은 고위험군입니다.

잔여 갑상선 조직의 유무를 파악하기 위해 방사성요오드 스캔검사와 혈중 갑상글로불린 수치 점검 등을 하고, 재발의 위험성이 있을 때는 방사성요오드치료를 시행하기도 합니다. 그러므로 수술 후 면밀한 추적관찰과 정기적인 검사가 매우 중요합니다.

갑상선암은 재발해도 다시 치료가 가능한가요?

가능합니다. 갑상선암은 다른 암과 달라서 재발한 경우에도 적극적으로 치료하면 좋은 결과를 얻을 수 있습니다. 재발에는 갑상선 잔존부위 재발과 림프절 재발이 있고, 드물지만 폐나 뼈에 전이되어 재발하는 경우도 있습니다. 각각의 경우에 적절한 수술과 방사성요오드치료가 시행되고, 경우에 따라서는 외부 방사선치료를 할 수도 있습니다.

한쪽 갑상선만 제거하고 경과를 보던 중 남은 갑상선에서 갑상선암이 발견되어 다시 수술하는 경우도 종종 있습니다. 이런 경우 엄격하게 말해서 재발은 아니지만 환자들은 재발이라고 생각하는 경향이 있습니다.

수술 후 병리조직검사 결과를 보니 암이 작아졌다는데 그럴 수 있나요?

수술 후 적출된 조직은 포르말린액으로 처리하여 병리과에 전달되며, 전달된 조직은 병리과에서 정해진 과정을 거칩니다. 이때 조직은 탈수되고 위축되므로 대개 크기가 10~20퍼센트 정도 줄어듭니다.

Chapter 6

갑상선암의 수술방법

갑상선 수술의 역사를 살펴보면 기원후 6세기경 유럽에서 손가락을 이용하여 갑상선의 물혹을 터트리거나 제거한 수술이 최초의 것으로 기록되어 있다. 그런데 당시는 물론이고 19세기까지도 갑상선 주변의 복잡한 혈관구조와 수술 후 갑상선호르몬 보충요법의 부재 때문에 수술로 인한 사망률이 매우 높았다고 한다.

19세기 후반부터 20세기에 이르는 시기에 갑상선 주변 혈관에 대한 해부학적 지식의 발전과 더불어 지혈법 및 수술기구가 개발되었다. 안전한 마취방법과 갑상선호르몬 보충요법을 포함한 수술 후 환자관리법이 발전하면서 갑상선 수술도 비약적으로 발전했다. 현재 우리나라에서 1년에 2만 건 정도 시행되는 목 절개를 통한 갑상선암 수술은 안전하고 효과적인 방법으로 자리 잡았다. 최근에는 수술용 내시경 및 로봇 기술이 일부 적용되고 있다.

/ 목 절개를 통한 갑상선 절제술 /

앞서 언급한 대로 수백 년의 역사가 있는 오래된 수술법으로 그만큼 널리 이용되어 왔다. 수술과정을 간단하게 설명하면 다음과 같다.

피부를 절개한 후 피하 조직과 근육을 박리하여 갑상선을 노출한다. 갑상선에 혈액을 공급하는 혈관을 묶고, 후두신경과 부갑상선을 잘 보존하면서 갑상선을 절제한다. 이때 쉽게 지혈하고 수술시간을 줄이기 위해 특수한 지혈장비나 재료를 사용하기도 한다. 경우에 따라서 갑상선 주변의 림프절을 함께 절제한다. 마지막으로 잘 지혈한 후에 피부를 봉합한다.

봉합 전에 수술부위에 꽂은 배액관을 피부 밖으로 빼내 남겨두기도 한다. 대개의 경우 배액관 없이 수술을 끝내지만 종양의 크기가 크거나 주변 조직과 유착이 심하여 수술 후 수술부위에 혈액이 고일 위험이 높은 경우에는 배액관을 남겨두어 수술부위에 혈종이 생기는 일을 방지한다.

수술부위를 봉합할 때에는 봉합사를 사용하거나 피부봉합용 테이프나 접착제를 사용한다.

/ 내시경과 로봇 갑상선 수술 /

내시경 갑상선 수술은 목에 절개선이 생기는 것을 피하기 위해 눈에 잘 띄지 않는 겨드랑이, 가슴, 귀 뒤쪽, 입술 안쪽을 절개한 후 내시경 수술용 도구를 넣어 갑상선을 절제한다. 갑상선을 절제한 후에는 배액관을 삽입하고 피부를 봉합한 다음 수술을 끝낸다. 로봇 갑상선 수술도 내시경 갑상선 수술과 비슷한데, 내시경 수술용 도구 대신 로봇을 이용하는 것이 다르다. 로봇 갑상선 수술 분야는 세계적으로 우리나라가 가장 뛰어나서 외국에서도 이 수술법을 배우기 위해 한국을 찾는다.

내시경 수술은 접근법에 따라 반대편 갑상선엽을 수술할 때 시야와 조작에 제한이 생길 수 있는데, 로봇 수술은 여러 각도로 정교하게 움직이는 다관절로 이루어진 여러 개의 로봇 팔과 확대된 3차원 시야를 통해 갑상선 전절제술이 가능하다는 장점이 있다.

최근에는 젊은 사람들의 암 발병률이 점차 높아져서 수술 후 삶의 질에 대한 관심이 치료의 방향을 결정하는 중요한 부분이 되었다. 얼굴과 목은 인간관계의 시작이며, 나를 표현하는 하나의 수단이다. 그래서 젊은 환자들은 눈에 잘 띄는 곳에 흉터가 생길까 봐 수술을 주저하기도 한다. 수술을 결정할 때 흉터는 보이지 않으면서 안전해야 한다는 점이 하나의 선택기준이 될 수 있다. 이때 유용한 대안이 내시경이나 로봇을 이용한 갑상선 수술이다.

환자의 상태나 시술방법에 따라 차이가 있긴 해도 내시경 수술과

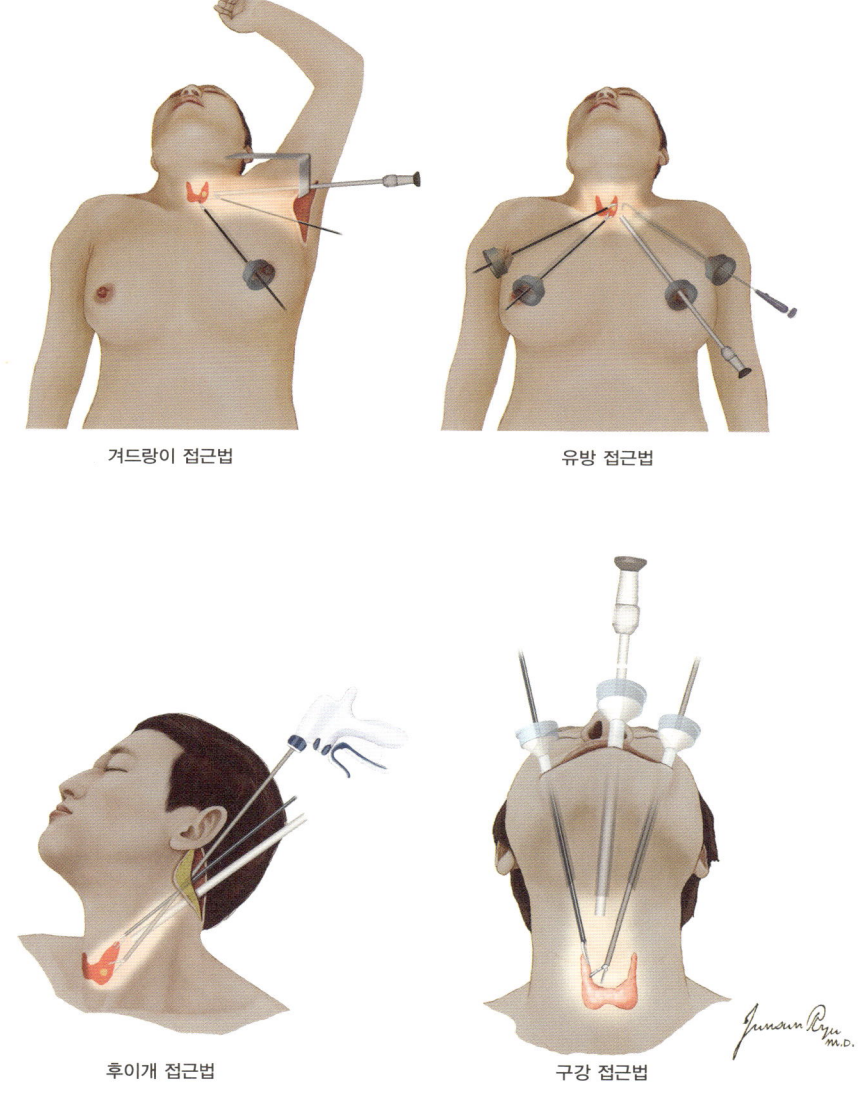

[그림 6] 내시경과 로봇 갑상선 수술의 여러 접근법

로봇 수술은 대체로 목 절개 갑상선 수술에 비해 더 아프고 비싸다. 또 여러 장점에도 불구하고 아직까지 내시경/로봇 수술에 대한 논란이 있는 것도 사실이다. 하지만 앞으로 의료기술이 발달함에 따라 더 활발하게 사용될 것으로 기대된다.

Q & A

어떤 경우에 내시경 수술이나 로봇 수술을 선택할 수 있나요?

목 부위에 생기는 절개선을 피하고 싶다면 내시경 수술이나 로봇 수술을 선택할 수 있는지 담당의사와 상의한 다음 결정합니다. 그런데 과거 목에 방사선치료를 받았거나 수술을 받았던 환자, 공격적인 병리 조직을 가진 갑상선암이거나 주변으로 많이 퍼진 상태의 암, 심한 만성 갑상선염이 있는 환자들은 목 절개 갑상선 수술을 권합니다.

내시경 수술이나 로봇 수술을 하면 정말 흉터가 안 생기나요?

내시경 수술이나 로봇 수술을 할 때 수술부위에 접근하기 위해 절개하는데, 이때 절개부위에 흉터가 남습니다. 하지만 겨드랑이, 귀 뒤, 유두 주변의 유륜, 입술 안쪽과 같은 눈에 잘 띄지 않는 부위이므로 흉터가 가려진다고 표현하는 것이 정확합니다.

내시경 수술과 로봇 수술의 차이는 뭔가요?

내시경 수술은 로봇 수술에 비해 더 다양한 방법으로 수술부위에 접근할 수 있지만, 방법은 거의 같습니다. 특히 겨드랑이나 귀 뒤를 이용한 접근법의 경우 내시경이나 로봇을 수술공간으로 삽입하기 전까지의 과정은 비슷하며, 이후 사용하는 기구가 내시경이냐 로봇이냐에 따라 약간의 차이만 있을 뿐입니다.

그런데 내시경은 수술공간에서 로봇만큼 자유롭게 움직이기가 어렵고, 내시경을 제외한 수술기구를 수술자가 직접 조작하기 때문에 로봇만큼 정교하거나 자유롭지 못합니다. 따라서 수술의 범위에서 차이가 있을 수 있습니다. 그러나 로봇 수술은 고비용이라서 내시경 수술과의 비용적인 차이도 무시할 수 없습니다.

수술시간은 왜 이렇게 차이가 나나요?

수술시간은 수술 전 마취 유도시간, 마취 후 준비시간, 수술을 진행하는 시간, 수술 후 마취 회복시간으로 구성되며, 특히 내시경 수술이나 로봇 수술의 경우 갑상선 수술부위로 접근하는 시간과 내시경이나 로봇을 삽입하고 설치하는 시간

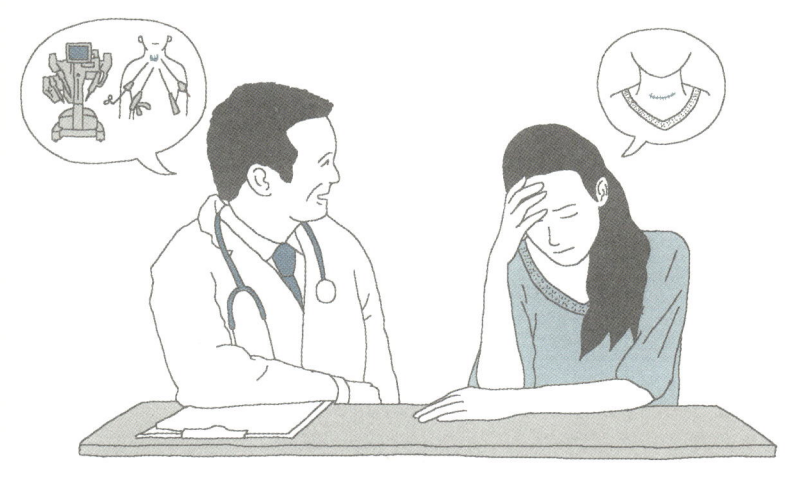

이 포함됩니다. 물론 수술자의 숙련도와 종양의 크기와 위치, 유착 정도에 따라 차이가 날 수 있습니다. 대개의 경우 갑상선 자체를 조작하고 제거하는 시간은 큰 차이가 없고, 수술하기 적합하도록 갑상선을 노출하고 제거하는 과정에서 조작하는 시간이 추가될 뿐입니다.

요즘에는 절개창의 단일화와 접근거리 단축, 좀 더 개선된 효율적인 보조기구를 활용해 예전보다 내시경 수술과 로봇 수술의 시간이 단축되었습니다.

Chapter 7

림프절 전이 및 국소진행된 경우의 수술

　대학생으로 보이는 젊은 여성 환자와 어머님이 외래로 내원했다. 내분비내과에서 갑상선암을 진단받고 수술을 상담하러 온 것이다. 눈물부터 보이는 어머님과 달리 환자는 목에 상처가 생기는 수술은 안 할 거라며 진료실을 나가려고 했다. 옥신각신하는 모녀를 진정시키고 환자차트를 살펴봤는데 착한 갑상선암이 아니었다. 이미 심하게 진행되어 기도 일부를 침범했고, 목의 양쪽 림프절까지 전이되어 상당히 심각한 상황이었다. 어머님은 땅이 꺼져라 한숨을 쉬고 눈물을 흘렸다. 병의 상황과 수술방법, 방사성요오드치료, 앞으로 병의 진행과 재발 가능성, 경과 등을 자세히 설명했지만, 환자는 그래도 수술을 안 하겠다며 진료실을 뛰쳐나갔고 어머님도 급하게 뒤따랐다.

보통 갑상선암은 약 80퍼센트 이상의 환자에게서는 매우 천천히 자라고 암 자체도 갑상선에 국한된 경우가 많다. 전이가 있더라도 갑상선 주변의 제한된 범위로 일어난다. 이 때문에 사람의 생명과 생활에 끼치는 영향도 미미해 수술은 안 해도 된다는 말이 나올 정도로 예후가 좋다. 하지만 약 15퍼센트 전후의 환자는 암 발견 당시에 이미 주변 조직으로 심하게 침범되었거나 림프절에도 광범위하게 전이가 일어나 수술은 물론 방사성요오드치료까지 해야 하고, 경우에 따라 항암치료나 외부 방사선치료까지 필요할 수도 있다.

더구나 처음부터 상태가 심각한 환자는 이러한 치료에도 불구하고 재발의 위험이 높다. 재발을 자주 경험하다 보면 우리 몸의 다른 장기, 특히 폐나 뼈 등으로 전이가 발생하는데, 이는 환자를 사망에 이르게 하는 가장 중요한 원인이다. 특히 나이가 젊거나 남성일 경우에는 일찍부터 림프절 전이가 나타나며 기도, 후두, 식도와 같은 주변 장기로 직접 침범하는 경우가 있다. 이를 국소진행 혹은 국소침범이라고 한다. 이를 치료하기 위해서는 기도, 후두, 식도 등의 수술에 능숙한 이비인후과 전문의의 도움이 필요하다.

/ 주요 구조물 보존이 중요한 갑상선암 수술 /

최근에는 인식이 변했지만, 여전히 이비인후과에서 갑상선 수술을 하는지 모르는 사람들이 있다. 하지만 전 세계적으로 갑상선암을 수술하는 의사는 뇌 아래에서 쇄골 사이에 발생하는 암을 전문적으로 다루는 이비인후과, 특히 두경부외과 의사인 경우가 많다. 우리나라에서도 외과에서 갑상선을 수술하지만 암세포가 기도, 식도, 신경 및 주변 림프절을 침범했을 경우에는 이비인후과로 수술을 의뢰한다. 이는 갑상선뿐만 아니라 두경부 영역을 전문적으로 수술하는 의사가 이비인후과 의사이기 때문이다.

갑상선암 수술에서 가장 중요한 부분은 목소리를 보존해주는 후두신경과 몸의 칼슘을 유지해주는 부갑상선의 보존이다. 심각하게 진행된 암의 경우에는 후두, 식도, 기관, 목의 림프절 등 중요 구조물을 잘 파악하고 수술을 진행해야 한다. 국소침범한 갑상선암의 흔한 침범부위는 피대근, 반회후두신경, 기관, 후두, 식도, 혈관 순서이며, 이비인후과에서는 구조물의 침범부위를 면밀하게 확인하고 기능을 판단하여 기능 유지 여부 및 절제범위 등의 계획을 세워 수술을 진행한다.

/ 기도와 식도 침범 /

갑상선암은 보통 착한 암으로 알려졌다. 하지만 갑상선암 역시 오래 방치하거나 치료 후 재발했을 때는 착한 암의 성질을 잃어버리고 공격적인 성향으로 변하기도 한다. 이것을 국소진행성 갑상선암이라고 부르는데, 기존의 갑상선암과는 치료나 후유증, 예후가 많이 다르다.

일단 주변에 있는 기도를 침범한 경우, 처음에는 특별한 증상이 없지만 점차 기도와 후두를 밀기 시작하여 압박 증상이 나타난다. 심하게는 기도나 후두의 내측으로 침범하여 피가 나거나 후두신경이 마비되어 쉰 목소리가 나오기도 하고, 더 심해지면 숨 쉬기가 곤란해지는 등 여러 가지 증상을 일으킨다. 후두나 기도의 연골을 밀고 있는 경우에 연골막이나 일부 연골을 잘라내면 암이 깨끗하게 제거되지만, 연골을 침범했다면 기도나 후두의 일부를 떼어내고 주변에 있는 근육과 골막을 이용하여 재건해야 하거나 침범부위를 통째로 제거한 후 위와 아래의 기도를 다시 이어주는 큰 수술을 해야 한다.

식도를 침범한 경우에는 아주 심하게 침범하기 전까지 특별한 증상이 없다. 이는 식도가 기도나 후두와는 달리 부드러워 암이 커져도 잘 밀려나기 때문이다. 처음에는 압박 증상이 있지만 느끼지 못하는 경우가 많고, 아주 커져서 연하곤란이 생기거나 식도 안으로 종양이 자라서 병원에 오는 경우도 있다. 식도에 문제가 생겼을 때는 이미 기도나 후두를 침범했을 가능성이 높기에 단독으로 치료하는 경우는 드물다. 식도는 암이 침범하더라도 침범된 부위를 절제하고 바로 봉합할 수 있다.

/ 후두신경 침범 /

갑상선암을 수술할 때 후두신경과 상후두신경의 외측분지가 문제될 수 있다. 후두신경은 가슴의 큰 동맥을 돌아서 갑상선의 아래쪽으로 주행하여 후두로 진입한다. 이 신경은 암덩어리 때문에 마비될 수 있고, 갑상선과 기도, 식도 주변의 림프절에 전이된 암이 침범하여 마비될 수도 있다. 후두 위쪽에서 접근하여 후두에 있는 근육을 움직이는 상후두신경은 암덩어리에 의해서 침범되는데 후두신경의 경우처럼 목소리가 많이 변하지는 않지만 높은음이나 큰 소리를 내는 데 장애가 생겨 노래를 부르기 힘들어진다. 그런데 수술 전에 마비가 있더라도 이러한 증상을 인지하지 못하는 경우도 있다.

수술 전에 쉰 목소리가 나는 등 목소리에 변화가 있을 때는 후두내시경으로 직접 후두를 관찰하고 초음파검사나 CT검사 등을 통해 암덩어리와 신경의 상태를 확인하는 것이 중요하다. 최근 후두신경의 상태를 확인하는 수술 중 신경감시술이 제한적이지만 건강보험이 적용되어 시행되고 있다. 수술할 때 신경의 일부라도 보존할 수 있으면 보존하는 것이 성대근육의 상태를 유지해 목소리를 내는 데 유리하다. 하지만 수술 전 마비가 있는 대부분의 경우에는 신경을 절제해야 한다.

신경의 절제부위가 짧다면 직접 절단부위를 연결할 수 있지만, 그렇지 않은 경우에는 주변의 다른 신경을 이용하여 연결하거나 주위의 근육을 움직이는 신경목신경고리을 직접 연결하기도 한다. 다른 방법으로는 후두의 골격을 여러 방법으로 조정하여 성대를 안쪽으로 밀어주는 후두성형술을 시행할 수 있다. 주름을 펼 때 필러를 주입하듯이 특수물질을 직접 성대근육에 주입하여 마비된 성대를 안쪽으로 부풀게 하는 성대주입술을 많이 시행한다. 이는 외래에서 약간의 국소마취만으로 비교적 간단하게 시행할 수 있는 수술이다. 성대주입술은 암의 침범에 따른 마비뿐 아니라 수술 중 견인 등으로 생기는 일시적인 성대마비에도 시행하는데 회복기에 환자의 불편을 줄여주는 방법으로 각광받고 있다.

/ 측경부 림프절 전이 /

갑상선 주위의 림프절 전이에 비해 목의 바깥부위, 즉 측경부 림프절 전이는 수술범위도 넓고 재발 위험도 높다. 보통의 갑상선암은 목의 중앙부위에 있는 중심경부 림프절에서부터 전이가 시작된다. 갑상선암이 진행된 경우에는 중심경부 림프절을 넘어서 측경부 림프절에도 전이가 일어난다. 측경부 림프절에서 전이가 발견되면 목 절개선도 크게 연장되고, 목에 있는 근육, 신경, 혈관 등과 관련 있는 많은 림프절을 떼어내야 한다. 따라서 여러 가지 후유증과 합병증이 생길 가능성이 커진다. 특히 어깨와 팔의 감각과 운동을 담당하는 신경이 손상되면 수술 후 심각한 후유증이 남을 수 있다.

가장 심각한 문제는 측경부 림프절 전이가 있는 환자들은 재발의 가능성도 높다는 점이다. 암의 재발이란 어떠한 이유든 몸에 암세포가 남아 있다가 시간이 지나면서 크기가 커져 재발의 형태로 나타나는 것이다. 갑상선암 치료 후 재발은 주로 림프절에서 일어난다. 그런데 우려되는 림프절은 다 제거했을 텐데 왜 재발하는 것일까?

　갑상선암 수술의 목적은 대개 암을 포함한 갑상선 조직과 그 주변에 있는, 전이될 수 있는 림프절을 제거하는 것이다. 이때 갑상선 조직은 대부분 어렵지 않게 제거할 수 있지만, 림프절은 아무리 세밀하게 제거한다고 해도 중요한 구조물 주위에 있거나 숨어 있어 모두 제거할 수 없다. 미세한 림프절에도 암이 전이될 수 있기 때문에, 이를 제거하기 위해 수술 후 방사성요오드치료를 한다. 하지만 암세포 중에는 방사성요오드를 잘 섭취하는 것도 있는 반면 고약하게 변질되어 방사성요오드에 저항하는 것도 있다. 바로 이 세포들이 자라서 재발의 형태로 나타나는 것이다. 재발을 자주 경험하다 보면 나중에는 이러한 림프절이 모두 없어져도 근육 속이나 후두, 기관, 식도 등 림프절이 아닌 부위에서 재발한다.

/ 전이와 재발의 치료과정 /

　암이 갑상선 주변 장기로 침범했거나 림프절로 전이했으면 피부의 절개부터 달라진다. 갑상선뿐 아니라 목의 림프절도 모두 떼어내야 하기 때문에 대부분 목 앞부분에 흉터가 남는다. 림프절까지 제거하면서도 목의 중요한 신경과 혈관 등의 구조물은 잘 살려서 기능에는 이상이 없도록 수술해야 한다. 하지만 사람의 몸은 무나 두부처럼 싹둑 잘라낼 수 없기에 눈에 보이지 않는 림프절이나 범위에서 벗어나는 부분이 있게 마련이다. 그래서 갑상선암 치료의 또 다른 방법인 방사성요오드치료가 필요하다. 안타깝게도 방사성요오드치료에 반응하지 않는 암세포들이 있는데, 이 살아남은 세포들이 천천히 자라서 10년 후에 재발하게 된다.

주변 조직으로 암이 침범한 경우에는 더 큰 문제가 생긴다. 일단 기도나 식도를 침범한 경우에는 그 부분을 잘라내고 다른 부위의 조직이 기도나 식도의 역할을 대신하도록 해야 한다. 신경을 침범한 경우에는 수술 전부터 목소리가 변하고 사레들리는 등의 증상이 있다. 이런 경우 수술하면 대개 목소리가 더 나빠지고 더 불편해진다. 따라서 후두의 일부를 같이 수술하여 성대의 기능을 개선하거나 수술 후 성대주입술 등을 시행하여 목소리를 개선하고 사레를 방지하는 시술을 할 수 있다.

진료실을 뛰쳐나갔던 그 환자는 가족과 의료진의 설득으로 결국 수술했다. 당시 이미 암세포가 기도의 일부를 침범하고 있어서 기관의 일부를 잘라내고 목의 근육과 주변 조직을 이용하여 재건했다. 후두신경에도 침범은 있었으나 현미경으로 보면서 암을 모두 제거했다. 다행히 목소리를 잘 보존해서 환자도 만족해했다. 하지만 앞으로 오랜 기간에 걸쳐 방사성요오드치료를 해야 할 것이다. 가장 걱정되는 일은 재발의 가능성이 높다는 것이다. 그러면 다시 수술을 해야 하고 방사선치료를 해야 하고, 이렇게 치료를 반복하다 보면 삶의 질은 떨어지고 육체적으로나 정신적으로나 경제적으로나 어려움을 겪을 수밖에 없다. 특히 젊은 여성으로서 앞으로 결혼과 출산, 일상생활에도 상당한 영향을 미칠 것이다.

대부분의 갑상선암과는 다른 경과를 보이는 국소침범 갑상선암은 갑상선뿐 아니라 경부 림프절과 후두, 기관, 식도 등의 주변 기관도 세밀하게 관찰해야 한다. 특히 숨을 쉬고, 음식을 먹고, 말을 하며, 목을 움직일 수 있는 기본적인 기능을 유지하면서 수술 후 발생할 수 있는 합병증을 최소화하고, 전이와 재발의 가능성을 줄여 생존율을 높이려면 해당 분야를 잘 알고 있는 이비인후과, 두경부외과 전문의의 도움이 필요하다. 침범부위의 구조물 보존 및 재건 수술뿐만 아니라, 수술 후 관리 및 합병증에 대한 추가 처치에 대해서도 이비인후과적 역할이 강조되고 있다.

Q & A

림프절로 전이됐다는데 큰 흉터가 남는 림프절 절제술 대신 전이가 확인된 림프절만 제거하면 안 되나요?

암은 처음에는 그 자리에서 세포분열하여 크기가 커지고, 그다음에는 주위에 있는 조직으로 직접 침범합니다. 스스로를 유지하기 위해 혈관과 림프관을 만들며, 이를 통해서 주변에 있는 림프절은 물론 다른 장기나 멀리 떨어진 림프절로도 전이합니다.

최근에는 의료기술과 의료장비의 발달로 크기가 아주 작은 암까지 찾아낼 수 있지만 림프절에 조그맣게 전이된 암세포를 전부 발견할 수는 없습니다. 림프절에서 암이 발견된 경우에는 원발부위, 즉 갑상선과 암이 전이된 림프절이 있는 부위와 그 림프절이 흘러가는 경로에 있는 림프절을 다 제거해야 합니다. 이를 림프절 절제술이라고 합니다.

이때 갑상선암이 잘 전이되는 중심경부 림프절을 갑상선과 함께 제거합니다. 그리고 목 좌우에 있는 측경부 림프절에서 전이가 확인되면 큰 흉터가 남더라도 목에 있는 림프절을 대부분 제거합니다. 실제로 림프절을 절제해보면 전이가 확인된 림프절뿐 아니라 주변의 림프절에서도 크고 작은 전이 병소가 발견됩니다. 갑상선 결절 진료지침에서는 검사에서 발견된 림프절뿐 아니라 주변 림프절도 같이 절제할 것을 권고합니다.

당연히 흉터도 커지는데, 과거에는 귀밑에서부터 목의 가운데로 절개하였으나 최근에는 옷을 입었을 때 가려질 수 있도록 목 아랫부분을 절개함으로써 미용적으로 우수합니다.

림프절을 많이 떼어냈습니다. 면역 기능이 떨어지지 않을까요?

우리 몸에는 외부 환경으로부터 스스로를 지켜내는 면역체계가 있습니다. 여기서 가장 중요한 역할을 하는 것이 림프구입니다. 림프구는 외부에서 침입한 미생물이나 병균으로 인해 우리 몸에 이상이 생기는 것을 막아주는 파수꾼과 같습니다.

면역체계는 일부에 문제가 생기더라도 다른 부분이 보완하기 때문에 수술로 림프절을 많이 떼어내도 면역 기능이 떨어지는 일은 거의 없습니다. 림프절이 제거된 부위는 상처 조직으로 대체되고 림프액의 흐름이 단절됩니다. 그리고 제거된 부위의 림프체계는 새로운 길을 만들거나 대체되는 다른 길을 찾아내 회복합니다. 따라서 일시적으로 그 부분의 면역체계에 영향을 줄 수는 있어도 우리 몸 전체를 볼 때 면역 기능은 떨어지지 않습니다.

갑상선 반절제를 했는데 수술 후 조직검사를 해보니 중심 경부 림프절에 전이가 발견됐습니다. 반대편 갑상선 절제술을 다시 받아야 하나요?

이론적으로 갑상선암의 전이가 발견된 경우에는 갑상선을 전부 제거하고 중심경부청소술을 시행한 후 방사성요오드치료를 해야 하지만, 어느 정도 전이가 있더라도 이 부분의 전이가 생존율에 미치는 영향이 미미하면 반대편 갑상선을 제거하지 않고 경과를 지켜보는 쪽으로 진료지침이 변화되었습니다. 당연히 방사성요오드치료도 하지 않습니다. 전이가 있더라도 개수와 전이 림프절의 크기 및 피막 침범 등의 상태를 고려하여 결정해야 합니다.

갑상선암은 전이가 있어도 예후가 나쁘지 않다고 하던데 정말인가요?

매우 느리게 진행하는 암이기 때문에 림프절 전이가 있어도 이를 제거한 후 방사성요오드치료 등 적절한 치료를 한다면 환자의 수명에는 큰 영향을 미치지 않습니다.

한편 예후가 좋다는 것과 재발이 없다는 것은 완전히 다른 의미입니다. 갑상선암 역시 다른 암과 마찬가지로 재발의 위험성이 있습니다. 보통 갑상선암의 10년 재발률은 10~30퍼센트인데, 이는 무시할 수 없는 숫자입니다. 물론 암이 천천히 자라다 보니 재발하더라도 다시 수술을 하거나 방사성요오드치료를 하면서 생명을 유지할 수 있습니다. 하지만 '삶의 질'이란 측면에는 상당히 나쁜 영향을 미칩니다.

수술했던 부위에 재발해서 재수술할 경우 후두신경이나 부갑상선이 손상될 수 있습니다. 재발할 때 암 조직이 이러한 구조물을 직접 침범하여 매우 고통스러운 후유증을 남기기도 합니다. 방사성요오드치료도 마찬가지입니다. 방사성요오드치료를 반복하면 침샘의 기능이 떨어져 입마름, 충치, 미각 저하 등 여러 가지 고통을 겪습니다. 또 골수의 기능을 떨어뜨려 면역력이 약화되고 심지어 백혈병이 생길 수도 있습니다.

이렇게 재발이라는 측면에서 보면 매우 고통스러운데, 예후가 좋다는 말에 현혹되어 치료하지 않거나 대충 수술해도 되는 것처럼 여기는 것은 잘못된 일입니다. 재발한 환자들에게 갑상선암은 더 이상 착한 암이 아닙니다.

수술 후 팔의 기능이 떨어졌는데 언제 다시 돌아오나요?

갑상선암 초기에는 갑상선과 주변의 림프절로만 전이되는 양상을 보이지만, 갑상선의 피막을 침범하여 주변으로 전이되면 결국 목 양쪽에 있는 측경부 림프절에도 전이됩니다. 물론 환자에 따라 비교적 작은 암이라도 위치가 좋지 않거나 암의 특성이 독특하여 조기에 전이되는 경우도 있고, 반대로 암의 국소적인 침범이 심하더라도 비교적 늦게 전이되는 경우도 있습니다. 하지만 대부분의 경우에는 암의 크기가 크고 국소적으로 침범이 심하면 목 양쪽에 있는 림프절로 전이가 일어납니다.

전이가 일어나면 갑상선을 모두 절제하고 주변에 있는 림프절과 함께 목 양쪽의 림프절 중 일정 구역을 모두 제거해야 재발의 가능성을 줄일 수 있습니다. 이 경우 갑상선만 수술할 때

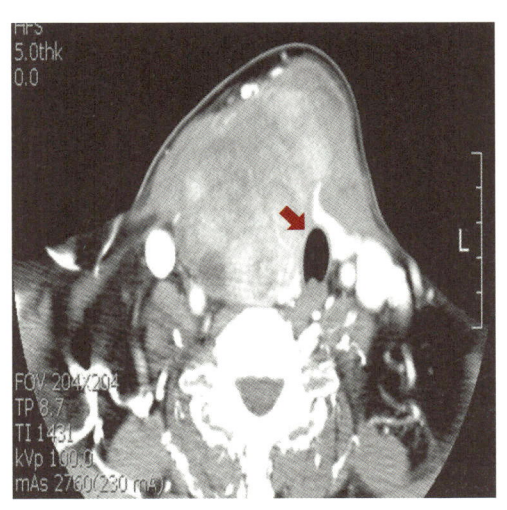

[사진 10] 국소진행된 갑상선암
큰 갑상선암이 기관(화살표)을 바깥쪽으로 밀고 있다.

보다 큰 상처가 생기고, 그보다 더 중요한 문제는 목에 있는 중요한 구조물이 손상될 위험이 있다는 것입니다. 목에는 팔이나 어깨의 운동과 감각을 담당하는 여러 신경이 아주 복잡하게 얽혀 있습니다. 이 중에서도 특히 열한 번째 뇌신경인 척추부신경이 손상되면 어깨높이 이상으로 팔을 들어올리는 기능에 장애가 생깁니다.

물론 수술할 때 신경을 잘 보존하려고 노력하지만 주위에 있는 림프절을 제거하는 중에 신경을 당기는 등의 자극이 있고, 전기소작기 등에 의한 충격도 피할 수 없습니다. 또 신경에 혈액을 공급하는 데 장애가 생기거나 수술 후 유착이 발생하는 등의 문제로 수술 후에 어깨나 팔 운동에 장애가 생깁니다. 특히 연세 드신 분들은 근육이나 관절이 퇴행성 변화를 일으키는데, 수술까지 겹쳐지고 이를 방치하면 근육이 약화되어 한쪽 어깨가 처지게 됩니다. 따라서 수술 후 재활과 팔근육을 강화하는 운동요법이 반드시 필요합니다.

Chapter 8

수술 후 관리

　모든 암에서 수술은 치료의 종결이 될 수 없다. 오히려 치료의 시작이라고 생각해야 하며, 갑상선암의 경우 더욱 그렇다. 따라서 수술 이후의 관리가 매우 중요하다. 수술 후 관리는 크게 두 단계로 나누어볼 수 있다. 첫 번째 단계는 수술 직후 관리로 마취가 아직 완전히 깨지 않은 상태에서 병실에 올라온 환자들이 주의해야 할 사항이고, 주로 환자 자신과 보호자가 알아야 할 사항이다. 두 번째 단계는 퇴원 후 관리로 환자 자신이 항상 염두에 두고 지속적으로 지켜야 할 지침이다.

/ 수술 직후 관리 /

전신마취를 하고 수술받은 환자는 대부분 마취가 덜 깬 상태에서 병실로 이동한다. 수술받은 부위는 아파서 참기 힘들고, 머리는 멍하고, 마취약 냄새 때문에 속은 메스껍다. 이러한 증상은 수술 후 5~6시간이 지나면 어느 정도 잠잠해지는데, 더 오래 지속되더라도 증상을 완화하는 약들이 있으므로 걱정할 필요는 없다.

수술 후 병실로 이동한 환자에게 의료진이 가장 많이 하는 말은 "환자분, 저녁 때까지 잠들지 마세요. 환자가 자려고 하면 보호자가 옆에서 깨워주셔야 합니다"이다. 아직 마취가 덜 깨어 졸립기만 하고, 더구나 어젯밤에는 수술 때문에 긴장해서 잠을 거의 못 잤는데 왜 자꾸 깨어 있으라고 하는 걸까?

전신마취를 할 때 환자를 재운 뒤 근육을 움직이지 못하게 하는 근이완제를 사용하기 때문에 환자는 스스로 호흡할 수 없다. 기관에 튜브를 넣어 폐에 마취약과 함께 산소를 넣고 빼주는 기계호흡을 하게 되는데, 이때 스스로 숨을 쉴 때보다 넣고 빼는 기체의 양이 적어 폐가 살짝 오그라든다. 수술이 끝나고 정상호흡으로 돌아온 후에는 괜찮지만 호흡이 정상으로 돌아오기 전에 잠들면 호흡량이 충분하지 않아 폐렴으로 발전할 수 있다. 그러므로 폐가 충분히 펴질 수 있도록 숨을 크게 들이쉬고 내쉬어야 한다.

또 다른 힘든 점은 수술 후 금식을 유지해야 한다는 것이다. 일반적으로 전신마취를 한 환자들에게는 마취에서 깨어난 이후 6~8시간

가량의 금식이 요구된다. 이는 마취 후 장의 운동 기능이 정상으로 회복하기까지 필요한 시간이다. 수술 직후 음식을 섭취하거나 물을 마시게 되면 음식이나 물이 제대로 이동하지 못하고 역류하여 자칫 사레들거나 폐렴에 걸릴 위험이 있다. 수술 전부터 장시간 물도 마시지 못하고 금식을 유지해온 환자들에게는 다소 가혹하게 느껴질 수 있으나, 금식을 하는 것은 수술 후 온전한 회복을 위해 매우 중요하다.

수술받은 환자는 가능한 한 빨리 움직이고 일상생활로 복귀하는 것이 회복에 도움이 된다. 수술받은 당일에는 마취가 깨지 않은 몽롱한 상태가 지속되어 움직이다가 침대에서 떨어지거나 넘어질 수 있기에 충분히 쉬는 것이 좋지만, 마취에서 깨어난 후에는 병실부터 시작해서 병동의 복도를 돌아다니는 등 많이 움직이는 것이 좋다.

전신마취 수술은 기관에 관을 넣었다 빼는 과정이 동반되므로 수술 후 목에 이물감이 느껴지거나 잦은 기침이 날 수 있다. 나오는 기침을 억지로 참을 수는 없지만 목의 불편감 때문에 자꾸 헛기침을 하거나 뱉어내려고 애쓰면 목에 힘이 들어가고 혈압이 오르면서 수술 중 묶어둔 혈관이 터지는 일이 생길 수 있기 때문에 심하게 기침하거나 변을 보려고 애쓰는 등 힘을 주는 일은 되도록 삼간다. 목의 불편감은 대개 2주 정도 지나면 완화되고, 이후 서서히 사라진다.

또한 수술 직후에는 목소리에 변화가 생길 수 있다. 이는 원인이 다양하며 대부분 일시적인 증상으로 단기간에 회복된다. 전신마취 수술의 경우 기도를 통해 삽관이 이루어지므로 성대가 튜브에 장시간 눌리면서 일시적으로 성대의 운동성이 떨어질 수 있다. 갑상선 수술 중에는 음성을 낼 때 사용하는 여러 근육이 영향을 받기 때문에 음조가 변할 수 있는데, 이러한 이유로 발생한 목소리의 변화는 입원 중에 빠르게 회복되기도 한다. 반면 갑상선 수술 중에 성대의 운동과 관련된 신경되돌이후두신경에 손상이 일어난 경우에는 회복이 오래 걸릴 수 있고, 때로는 영구적으로 목소리가 변하기도 한다. 그러므로 목소리에 변화가 생겼을 때는 후두내시경을 이용한 검진을 통해 원인과 추후 경과를 예측해보고 필요할 경우 처방이나 처치를 받는 것이 중요하다.

갑상선암 수술의 가장 심각한 합병증은 수술 후 출혈이다. 만일 출혈이 발생했다면 빨리 처치해야 한다. 출혈이 있으면 수술 직후 수술부위가 급격히 부어오르며 숨이 차는 증상이 발생한다. 의료진이 환자 옆에서 24시간 지속적으로 지켜볼 수 없는 경우가 많으므로 병실에 돌아왔을 때는 괜찮았는데 어느 순간 급격히 수술부위가 부어오르고 피부가 멍들어 보이면 즉시 의료진에게 알려야 한다. 이 경우 곧바로 재수술하여 출혈부위를 지혈하면 대부분 괜찮아진다. 24시간 이내에 출혈이 없다면 그 후에 출혈할 가능성은 매우 낮다.

갑상선을 모두 제거하는 전절제술과 주변 림프절을 제거하는 수술을 받았다면 부갑상선의 기능이 저하되어 혈액의 칼슘농도가 떨어질 수 있다. 이때 손발이 저리는 증상이 발생할 수 있는데, 수술 당일은 느끼지 못하다가 다음 날부터 이러한 증상을 느끼게 되는 경우가 많다. 증상이 보이면 의료진에게 알리고 칼슘약을 처방받는다. 칼슘약 복용 후 다음 날까지 혈중 칼슘농도가 정상적으로 유지되고 증상이 없으면 그 후로도 증상이 발생할 가능성은 낮지만, 환자는 증상이 있는지 항상 관찰해야 한다. 수술 후 일시적으로 칼슘의 농도가 떨어지는 일은 흔한 일이다. 2~4주 뒤에도 계속해서 혈중 칼슘농도가 낮으면 환자는 칼슘약을 복용해야 한다.

갑상선암의 경우 수술 후 통증은 심하지 않으며 수술 당일보다 다음 날 아침에 조금 더 통증을 느낀다. 이는 수술 당일에는 마취가 덜 깬 상태이고, 다음 날부터는 일상활동을 하기 때문이다. 그러나 통증을 심하게 호소하는 환자는 거의 없으며 진통제도 많이 사용하지 않는다. 오히려 목에 수술을 받은 환자들이 목을 움직이지 않으려고 힘을 주는 바람에 목 주변에 근육통이 발생하는 경우가 많다. 목에 힘을 주면 혈압이 올라가 출혈할 가능성이 높아지므로 가급적 목에 힘을 빼고 편안하게 움직인다.

/ 퇴원 후 관리 /

환자의 상태에 따라 적절한 시기에 퇴원한다. 퇴원했다고 해도 수술 후 약 일주일까지는 혈관이 완전히 아물기 전이므로 조심해야 한다. 간혹 무거운 물건을 들 때 발생하는 혈압의 상승을 견디지 못하고 지혈했던 혈관이 터지는 일이 발생한다. 이때 수술부위, 혹은 그 위쪽이 갑자기 부풀어 오르면서 목이 답답해질 것이다. 이런 증상이 나타나면 곧바로 수술받은 병원으로 가서 처치를 받아야 한다.

퇴원 후 첫 외래진료 시에는 대개 수술의 결과와 회복의 경과를 확인한다. 수술은 조직검사로 결과를 확인하고 추후 치료방침에 대한 계획을 듣는다. 필요에 따라 피검사를 통해 칼슘 수치를 확인하여 처방을 보충하기도 한다. 초음파를 통해 더 상세하게 수술부위의 회복 상태를 확인할 수도 있다. 회복의 경과는 수술부위 흉터가 잘 아물고 있는지, 목소리에 변화가 있는지 등을 주로 확인한다. 특히 후두내시경을 이용하여 성대의 기능에 문제가 있는지 확인하는 것이 매우 중요하다.

한편 술, 담배 말고는 가려서 먹어야 할 음식은 없다. 골고루 음식을 섭취하는 것이 가장 좋다.

Q & A

수술 후 얼마 동안 입원하나요?

수술하는 의사들이 많이 듣는 질문 중 하나가 바로 입원기간일 것입니다. 하지만 어떤 종류의 수술에도 정확한 답은 없습니다. 의사들이 "잘 모르겠는데요"라고 할 수는 없으니까 "뭐 길어도 한 일주일 정도면 됩니다"라고 대답하는데, 이렇게 말할 수밖에 없는 이유는 아주 다양한 원인으로 입원기간, 일상생활로 복귀하는 데 걸리는 시간, 일터까지 가는 데 걸리는 시간이 달라지고, 그 모든 걸 의사가 통제할 수 없기 때문입니다.

특히 환자요소 수술범위, 상처가 아무는 데 걸리는 시간, 출혈 성향, 움직임의 양, 고통을 느끼는 민감도 등는 사람마다 다르기에 입원기간과 일상생활 복귀일도 차이가 납니다. 가령 목 한쪽의 림프절을 전부 절제하면 수술부위가 넓으므로 당연히 아무는 데 시간이 오래 걸립니다. 이런 경우 수술 후 삽입한 배액관으로 나오는 배액량을 보고 퇴원을 결정하기 때문에 정확한 입원기간을 미리 예측하기 어렵습니다.

병원이나 의사마다 조금씩 차이가 있겠지만, 환자의 수술범위가 중요하게 작용하고 수술 후 합병증의 발생에 따라 달라질 수 있습니다.

수술하고 나면 많이 아픈가요?

통증은 사람마다 느끼는 정도가 다릅니다. 마찬가지로 갑상선암 수술 후에 느끼는 통증의 정도와 범위도 사람마다 다릅니다. 통증은 수술한 부위에도 있을 수 있지만, 위치적으로 침을 삼키거나 음식을 넘길 때도 발생할 수 있습니다. 또 상처를 잘 보이지 않게 시행하는 수술은 절개로 하는 수술에 비해 수술한 부위가 더 넓기 때문에 통증도 더 넓은 범위에서 올 수 있습니다. 하지만 통증이 사라지는 시기는 비슷합니다.

수술 후 처방약에는 기본적으로 진통제가 포함됩니다. 그래도 심한 통증을 느낄 때는 의료진에게 요청하여 진통제를 추가로 복용할 수 있습니다. 심각한 통증도 수일 안으로 누그러집니다. 간혹 진통제를 이유 없이 꺼리는 환자들이 있는데, 수술 후 통증을 억지로 참을 필요는 없습니다.

갑상선을 제거하면 피곤함을 많이 느끼나요?

갑상선에서 나오는 갑상선호르몬은 몸에 활력을 불어넣는 중요한 역할을 합니다. 갑상선을 모두 제거하는 갑상선 전절제술을 받게 되면 이러한 갑상선호르몬을 몸에서 만들지 못하므로 몸이 붓고 무기력해지고 우울한 기분이 지속될 수 있습니다. 이 때문에 갑상선 전절제술을 받은 후에는 합성 갑상선호르몬을 복용하게 됩니다. 수술을 받은 다음 날부터 복용할 수 있고, 하루에 한 번만 먹으면 갑상선호르몬 농도가 정상수준으로 유지됩니다. 다만 몇 달에 걸쳐 다양한 용량으로 복용해 본 후에 본인의 몸에 가장 잘 맞는 안정적인 용량을 찾는 과정이 필요합니다.

또한 갑상선 반절제술을 받게 되면 남아 있는 갑상선의 기능으로 신진대사를 잘 유지하는 경우가 대부분이나, 그 기능이 충분치 않아 합성 갑상선호르몬을 복용해야 하는 경우가 있습니다. 특히 수술 전부터 갑상선기능저하를 보였다거나 갑상선염이 있었던 경우에는 약을 먹어야 할 가능성이 올라갑니다.

마지막으로, 갑상선호르몬을 꾸준히 복용하여 체내의 갑상선호르몬 농도가 정상인데도 피곤한 증상이 지속되는 경우가 있습니다. 지금까지의 연구결과를 보면 실제 갑상선호르몬의 영향보다는 수술을 받은 후 나타나는 정신적 신체적 피로의 영향으로 생각됩니다. 이러한 경우 건강에 좀 더 예민해지거나 수술 후 이전에 해오던 일을 그만뒀다든가 일상생활에서 활동량을 줄였다든가 하는 것이 원인이 될 수 있습니다. 그러므로 갑상선암 수술 후 가능한 한 빠른 시간에 수술 전의 일상으로 돌아가는 것이 중요합니다. 수술 후 피곤함을 느낀다고 해도 일상생활을 방해할 정도로 심각한 상황은 아닙니다. 가벼운 운동과 균형 잡힌 식사 그리고 밝고 긍정적인 생각으로 얼마든지 이겨낼 수 있습니다.

흉터를 최소화할 방법이 있나요?

환자들은 수술할 때 피부를 몇 센티미터나 절개하는지 매우 궁금해하고, 상처가 얼마나 남을지 걱정합니다. 갑상선암을 수술하는 의사들은 우스갯소리로 환자들이 생각하는 갑상선암 수술의 성패는 흉터에 달렸다고 이야기합니다. 전통적인 방법으로 수술하면 목 앞부분에 흉터가 생기기 때문에 젊은 여성의 경우 수술을 망설이기도 하고, 내시경 또는 로봇 수술로 상처를 가리거나 최소화하고 싶어 합니다.

수술하는 의사들은 가능하면 피부를 최대한 작게 절개하려고 합니다. 그러나 피부를 작게 절개한다고 해서 반드시 좋은 것만은 아닙니다. 절개부위가 좁으면 수술 중 피부를 많이 당기게 되어 오히려 흉터가 크게 생길 수도 있습니다. 체질에 따라 흉터가 다를 수 있으며, 일부 환자에게서 흉터가 부풀어 오르는 비후성 반흔이 나타날 수도 있습니다.

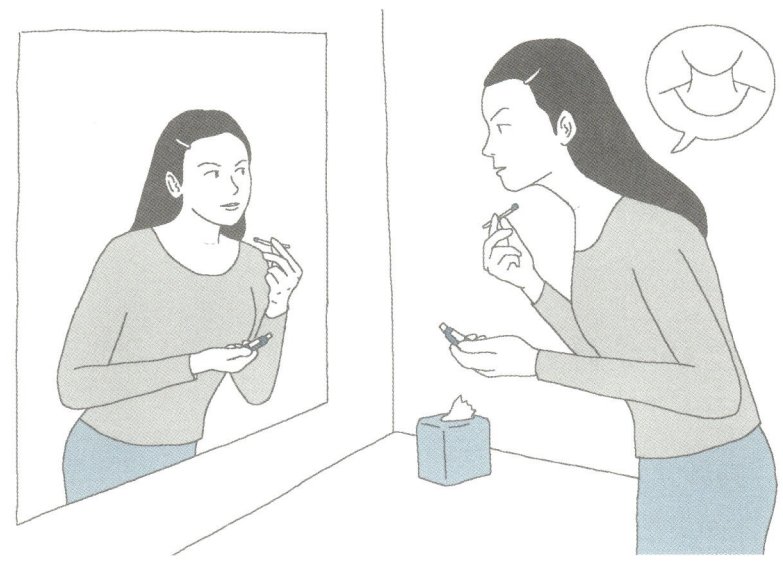

수술 후 1~2주간이 상처결합에 가장 중요한 시기입니다. 이 시기에는 절개선의 결합력이 약하고 탄력이 없으므로 강한 스트레칭이나 목 운동은 피하고, 유착을 방지하기 위해 담당의사가 알려주는 목 운동을 꼭 해야 합니다. 또 염증에 취약한 시기이므로 수술 직후에는 때를 미는 목욕이나 고열을 이용한 사우나도 피하는 게 좋습니다. 피부를 봉합한 부위의 색소침착을 막기 위해 4~6주간은 직사광선을 피하고, 수술 절개창에는 피부재생을 위해 흉터완화연고, 실리콘젤시트 등을 사용하는 것도 도움이 될 수 있습니다. 상처의 비후성 반흔이나 색소침착으로 인한 흉터를 예방하거나 치료하기 위해 레이저치료나 스테로이드치료를 하기도 합니다.

켈로이드 체질인데 수술 흉터를 어떻게 해야 하나요?

환자들이 말하는 켈로이드가 다 진정한 켈로이드는 아니고 상당수가 비후성 반흔입니다. 켈로이드는 피부 바로 밑의 조직이 아직 알려지지 않은 어떤 원인으로 과잉증식하는 현상입니다. 처음에는 절개선 경계를 넘어서 피부가 두꺼워지다가 주변 조직보다 솟아오르며, 처음보다 점점 그 색이 짙어져 분홍색에서 갈색에 이르기까지 다양한 색으로 나타날 수 있습니다.

환자의 종양상태와 림프절 전이 여부 등을 고려할 때 내시경 수술이나 로봇 수술이 가능하다면 이를 시행하는 것이 도움이 될 수 있습니다. 만일 목 절개를 통한 갑상선 수술을 선택했다면 수술 후에는 조기에 스테로이드치료, 레이저치료 등의 적극적인 조치가 도움이 될 수 있습니다.

Chapter 9

수술 후 발생할 수 있는 합병증

갑상선암 수술 후 발생할 수 있는 주요 합병증은 칼슘저하증_{저칼슘혈증}, 후두신경 손상, 출혈 등이다. 아무런 합병증 없이 수술이 잘 진행되길 모두 간절히 바라지만 수술 후 필연적으로 겪어야 하는 불편한 과정도 있다. 갑상선암 수술이 어떻게 진행되는지, 갑상선 주변에 어떠한 중요한 구조물이 있는지 알게 된다면 필연이든 우연이든 겪을 가능성이 있는 합병증을 이해하는 데 도움이 될 것이다.

목 가운데 아랫부분의 피부와 피하지방층을 절개하면 후두를 둘러싼 바깥근육_{후두외근}이 있는데, 그보다 깊은 곳에 갑상선이 위치한다. 갑상선 뒤쪽에는 후두, 기관, 식도, 후두신경 등 중요한 구조물이 있다. 갑상선은 혈액공급이 매우 풍부한 기관으로 후두신경과 혈관이 다양한 형태로 얽혀 있다. 부갑상선은 보통 좌우 2개씩 전부 4개인데, 갑상선 피막에 가깝게 붙어 있어 갑상선으로 연결된 복잡한 혈관을 통해 혈액을 공급받는다. 수술과정에서 보이는 구조물은 모두 손상의 위험이 있고, 합병증의 원인이 될 수 있다.

/ 칼슘저하증 /

부갑상선은 우리 몸의 칼슘대사를 조절하는 매우 중요한 호르몬 분비기관이기 때문에 의사들은 수술할 때 부갑상선을 보존하려고 최선을 다한다. 하지만 부갑상선은 지방 조직과 비슷한 노란색을 띠고 있는 데다 크기가 작고 위치가 일정하지 않아 아무리 숙련된 의사라도 부갑상선을 모두 보존하기란 결코 쉬운 일이 아니다. 부갑상선이 갑상선암에 침범되었거나 주변 지방 조직 또는 갑상선 내에 위치하여 뜻하지 않게 제거될 수 있고, 수술에서 부갑상선을 잘 보존했다고 해도 부갑상선의 혈액공급이 차단되거나 저하되는 경우가 있다. 이때 부갑상선이 제 기능을 하지 못해 칼슘저하증이 생긴다. 일시적인 칼슘저하증은 갑상선암 수술의 범위가 크고 중심경부 림프절 절제술까지 함께한 경우 50퍼센트 이상의 환자에게서 관찰되는 매우 흔한 합병증이다.

칼슘저하증 초기에는 입 주위가 얼얼해지거나 양쪽 손끝, 발끝이 저리는 증세로 나타난다. 귀 앞부분을 손가락으로 톡톡 치면 안면 근육이 순간적으로 수축하여 얼굴 반쪽이 실룩실룩하기도 하고, 혈압계를 팔에 감고 압력을 높이면 손목과 손가락이 오그라들기도 한다. 칼슘저하증이 심해지면 가만히 있어도 쥐가 나듯 손발이 오그라들고, 경련이나 발작, 혼수상태로도 진행될 수 있으므로 적절한 치료가 반드시 필요하다. 일시적으로 부갑상선으로 가는 혈액공급이 저하되어 부갑상선 기능이 나빠진 경우라면 대개 한 달 이내에 자연회복한다.

혈관을 보존할 수 없어 부갑상선에 혈액공급이 완전히 차단될 거라고 판단되면 수술 중에 부갑상선을 아주 잘게 조각내 혈액의 흐름이 풍부한 주변의 근육 속에 심는다. 이 경우에 한 달 뒤부터 기능이 돌아오기 시작해 두세 달 안에 제 기능을 회복한다. 하지만 6개월이 넘도록 회복되지 않는 영구적 칼슘저하증도 적잖이 보고된다.

일시적이거나 영구적인 칼슘저하증을 교정하기 위해서는 칼슘과 비타민D를 함께 보충해야 한다. 부갑상선호르몬은 비타민D의 활성화를 촉진하고, 활성화된 비타민D는 부갑상선호르몬과 함께 뼈와 소장, 신장에서의 칼슘흡수를 조절하여 혈중 칼슘농도를 증가시킨다. 방사성요오드치료를 할 즈음 음식 조절을 한다고 해도 칼슘과 비타민D를 끊어서는 안 된다. 칼슘저하증은 갑자기 경련이 발생하거나 호흡곤란 등의 급박한 순간을 불러올 수 있기 때문에 꾸준한 관리가 필요하다.

/ 음성변화 /

수술 후 목소리가 변하는 원인은 다양하다. 단순히 수술부위와 성대가 부어서 목소리가 굵게 변했다면 한두 달 안에 정상에 가깝게 자연회복된다. 수술부위 주변 조직의 섬유화가 진행되어 후두의 움직임이 제한되면서 목소리가 변했다면 3~6개월에 자연회복될 수 있으며, 수술 후 초기부터 가벼운 목 스트레칭이나 마사지를 반복하면 예방과 조기회복에 도움이 된다. 수술부위 주변 조직의 섬유화는 정상적인 치유과정이므로 크게 걱정할 필요는 없다.

목소리의 높낮이를 조절하거나 노래를 부를 때 중요한 윤상갑상근육은 갑상선의 위쪽 부위와 맞닿아 있기 때문에 수술 도중 손상될 가능성이 있지만, 근육 전부가 손상되는 경우는 드물고 일부분에 가벼운 열손상을 받는 정도다. 근육의 손상범위나 정도에 따라 목소리가 변하는데, 그 정도를 정확히 평가하기가 쉽지 않다. 안타깝게도 손상된 근육은 치료를 통해 회복하기 어렵다.

흔히 목소리신경이라고 부르는 후두신경은 목소리를 만들고, 숨을 쉬게 하고, 음식으로부터 기도를 보호하는 매우 중요한 역할을 한다. 후두신경이 마비되면 성대를 완전하게 닫을 수 없기 때문에 바람이 새는 쉰 목소리가 나고, 음식을 삼킬 때 성대 틈으로 사레들기도 한다. 신경 손상의 정도에 따라 불편의 정도도 다르고 자연회복의 가능성과 그 시기도 다양하지만 심한 손상이 아니라면 3개월 이내에 저절로 회복되는 경우가 많다. 드물긴 해도 1년까지는 회복의 가능성이 있다. 양쪽 후두신경이 모두 마비되면 호흡곤란이 생겨 목에 숨구멍을 만드는 기관절개술 등이 필요한 응급상황이 벌어지기도 한다.

후두신경의 한쪽만 마비됐다면 음성치료로 목소리를 좋게 할 수 있다. 적절한 음성치료 없이 쉰 목소리를 스스로 교정하려고 하면 성대근육을 과도하게 사용하게 되고, 이 때문에 목이 쉽게 피곤해질 수 있고, 잘못된 음성습관으로 2차적인 음성변화가 생길 수도 있다. 따라서 이비인후과를 방문하여 본인의 상태를 정확히 파악하고 적절한 음성치료를 받는 것이 중요하다. 만약 음성치료로 만족할 만한 효과를 얻지 못하면 이비인후과에서 시행하는 성대주입술, 성대내전성형술, 피열연골내전술 등의 목소리성형술로 불편을 최소화할 수 있다. 필러제형을 이용한 성대주입술성대보강주사은 비교적 간단하여 외래진료실이나 통원수술실에서 1차 치료로 많이 시행한다. 주입하는 물질은 단기간만 효과를 보이는 것도 있고, 1년 이상 효과가 지속되는 것도 있다. 성대내전성형술이나 피열연골내전술은 성대주입술보다 목소리 교정효과가 상대적으로 더 뛰어나지만 목에 상처를 다시 만들어야 하므로 2차 치료로 활용한다.

목소리의 높낮이 조절과 큰 목소리를 유지하는 데 중요한 윤상갑상근육의 운동을 조절하는 상후두신경이라는 것이 있다. 앞에서 언급한 후두신경과는 다른 신경이다. 수술 후 후두 내시경검사에서 정상적인 성대의 움직임을 보이는 경우라도 음성에 문제가 있다면 상후두신경 마비를 의심할 수 있다. 상후두신경은 갑상선 위쪽 끝과 가까이 있기 때문에 갑상선 위쪽으로 들어가는 혈관을 묶는 과정에서 손상될 수 있다. 신경이 가늘고 해부학적 위치 변형이 다양해 신경을 확인하기 쉽지 않다.

상후두신경의 한쪽만 손상되면 예전만큼의 높은음과 큰 소리를 내기가 힘들어진다. 말할 때 목에 힘을 주게 되므로 오후가 되면 말하는 게 피곤해지고 목이 뻐근하게 아프기도 한다. 양쪽 상후두신경이 모두 손상되면 높낮이가 한 옥타브를 넘지 못하는 단조로운 목소리가 나온다. 안타깝게도 다시 옛날처럼 돌아가는 치료방법은 없다. 그렇지만 음성치료와 훈련으로 음역대를 조금은 넓힐 수 있다.

의료기술의 발달로 요즘에는 수술 중 신경을 다쳐서 음성변화가 생기는 경우는 거의 없다. 하지만 신경 손상이 없어도 음성변화가 생길 수 있다. 아직 정확한 원인은 밝혀지지 않았으나, 수술부위 유착, 기관삽관에 의한 성대자극, 호르몬 변화에 의한 성대점막의 부종 등이 원인으로 생각된다. 이 경우 심한 음성변화가 생기지 않지만, 말을 조금만 해도 쉽게 목이 피곤해지고, 목소리가 자주 잠기며, 큰 소리를 내거나 노래를 부르기가 힘들거나 목소리 톤이 낮아지는 등의 증상이 나타난다. 수술 후 두 달 정도 지나면 호전되는 경우가 많지만 오래 지속되는 경우도 있다. 이 경우 이비인후과를 방문하여 성대의 상태를 확인하고 적절한 음성검사와 음성치료를 통해 증상을 개선시킬 수 있다.

수술 전후에는 반드시 후두 내시경검사를 통해 성대의 움직임이

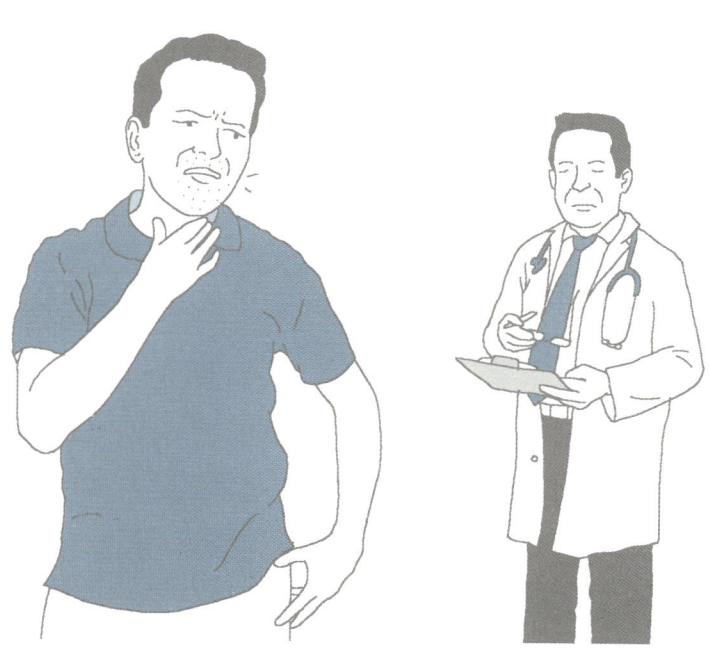

나 긴장도가 적절한지, 후두 전체에 이상 소견은 없는지 확인한다. 이후 병력과 진찰 소견에 기초해 음성검사가 필요한지, 필요하면 어떤 검사를 받을지 결정한다.

음성검사는 음성변화의 원인과 정도를 파악해 향후 치료계획을 수립하는 데 정보를 준다. 예를 들어 수술 후 높은음을 내기가 어려워졌다면 근전도 분석과 음역 분석을 통해 신경 손상인지 근육 손상인지 원인을 파악하고, 신경이 손상된 정도와 신호전달의 회복상태를 바탕으로 자연회복의 가능성을 예측한다. 이러한 음성검사에는 음향학적 분석, 공기역학적 분석, 청지각적 분석, 스트로보스코피 분석, 근전도 분석, 음역 분석 등이 있다.

검사는 보통 수술 후에 시행하는 경우가 많지만, 수술 전의 검사도 중요하다. 갑상선 수술 전 성대상태가 정상이 아닐 수도 있으며, 수술 후에 발생하는 음성변화의 원인이 수술인지 수술 전 상태의 악화인지 파악이 어렵기 때문이다. 또한 수술 후 적절한 치료를 위한 바탕과 근거자료가 되므로 수술 전에 검사를 해두는 것이 좋다. 최근에는 갑상선 수술 후 음성변화를 쉽게 선별하고 예측할 수 있는 다양한 설문지가 개발되었다. 이러한 설문지를 먼저 작성하여 점수를 매긴 후 음성 이상이 예상되는 경우에 음성검사를 시행하면 더 효율적이다. 이를 통해 음성검사로 찾아낼 수 없는 주관적인 증상을 찾아내어 개선시킬 수도 있다.

치료는 음성변화의 원인과 음성장애의 정도, 회복 가능성, 환자의 목소리 요구도 등을 감안하여 결정한다. 시간이 지나면 자연히 회복될 가능성이 높더라도 조만간 직장에 복귀하여 발표나 강의를 시작해야 한다면 그저 회복되기만을 하염없이 기다릴 수만은 없을 것이다. 이럴 때는 단기간 효과를 보이는 필러제형을 주입하는 목소리성형술이 적절한 치료가 될 수 있다.

   갑상선암 수술 후의 음성변화는 원인과 정도가 사람마다 다르며 회복 가능성도 다양하다. 치료를 결정할 때 전문가의 판단은 물론 환자 자신의 목소리 요구도 역시 매우 중요한 요소다.

/ 수술부위 출혈 /

   대부분 첫 24시간 안에 발생하지만 수술 후 1~2주가 지나서 발생하는 경우도 있다. 과다출혈에 의한 빈혈이나 쇼크보다는 제한된 공간에 혈종이 생겨 호흡곤란으로 응급수술이 필요한 경우가 생긴다. 따라서 출혈의 조기발견과 처치가 중요하다. 수술 후 한 달 정도는 격렬한 운동이나 무거운 것을 들어올리는 행동을 하지 말라고 주의를 주는 이유가 바로 이러한 뒤늦은 출혈 가능성 때문이다.

/ 피부 흉터 /

   수술 후 무언가 목에 걸리는 느낌으로 불편해하는 경우가 많다.

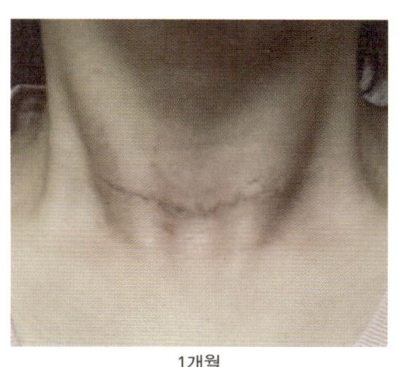 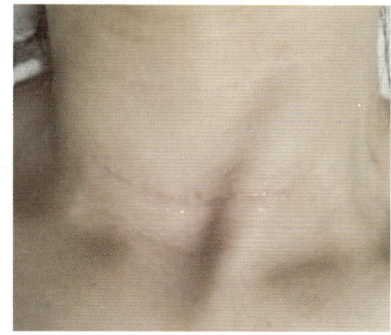
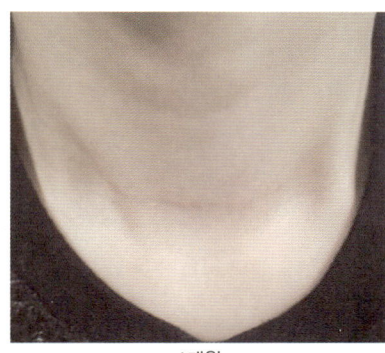 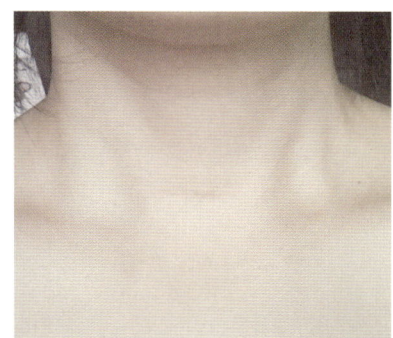

1개월   2개월   4개월   17개월

[사진 11] 목 흉터 재생과정

또 피부층과 후두외근 사이에 유착이 발생하면 침을 삼킬 때마다 피부도 같이 오르락내리락 따라다닌다. 때로 피부나 피하층의 부기가 더디게 가라앉거나 섬유화가 과도하게 진행되면 목이 붓고 단단해지며, 목을 누르거나 조이는 듯한 압박감이 들게 된다.

수술 후 회복하는 과정이란 결국 인위적으로 낸 상처가 아물어 가는 것이다. 초기에는 염증세포가 모여들어 붓게 되고 이후에는 섬유세포로 대치되어 유착이 생긴 후 오랜 시간이 지나면서 차츰 본래의 모습으로 되돌아온다. 목의 불편감은 이러한 치유과정에서 자연스럽게 생기는 현상이니 마음을 편히 갖는 게 좋다.

환자들은 대부분 수술 후 목을 좌우로 돌리거나 뒤로 과하게 젖히면 봉합부위가 터질까 봐 두려워 가능한 한 목을 움직이지 않으려고 한다. 심하게 목을 움직이면 흉터가 곱게 아무는 데 방해가 될 거라고 생각하지만 연구결과는 그 반대다. 수술 후 초기부터 가벼운 목 스트레칭을 반복하면 이물감, 압박감, 거북함, 당기는 불편감 등을 예방하거나 조기회복하는 데 도움이 된다. 운동성이 많은 관절부위는 상대적으로 흉터가 진하고 두껍게 자리 잡을 가능성이 있지만 가벼운 목 운동은 흉터에 아무런 나쁜 영향을 주지 않는다.

어떤 환자는 수술부위에 어떠한 자극도 주지 않으려고 본인도 모르게 어깨에 힘을 주고 거북목처럼 웅크리고 있기도 한다. 하지만 오히려 이런 나쁜 자세 때문에 어깨통증과 두통이 생길 수도 있다. 어깨나 목에 긴장이 계속되는 자세는 여러 가지 2차적인 문제를 일으키므로 평소처럼 목과 어깨를 자연스럽게 사용하는 것이 좋다.

물론 너무 심한 운동은 한 달 정도 삼가야 한다.

   수술부위의 흉터를 완벽히 없애는 방법은 없지만 실리콘젤시트나 흉터완화연고, 스테로이드치료, 레이저치료 등이 도움이 되며, 흉터가 자리 잡기 전부터 관리를 받으면 더 효과적이다. 또 자외선 노출도 몇 개월 정도는 피하는 것이 좋다.

/ 장액수종 /

   비교적 흔한 합병증으로 수술부위의 보존된 지방이나 다른 정상 조직에서 분비되는 맑은 장액성분(혈액 중 혈구성분을 제외한 액체)이 수술부위에 고이는 현상이다. 대개의 경우 위험하지 않으며 내원하여 작은 주사기를 이용한 간단한 배액시술과 압박소독 처치만으로 치료할 수 있어 안심해도 된다. 하지만 오랫동안 장액이 고여 있으면 수술부위의 치유를 지연시킨다. 수술 후 수술부위가 물이 찬 듯 부어오르고, 누르면 물주머니를 누르는 듯 파동이 느껴진다면 장액수종을 의심해봐야 한다.

/ 측경부 림프절 절제술과 관련된 합병증 /

   측경부에 있는 림프절은 여러 중요 신경 및 혈관과 뒤엉켜 있어

각각의 구조물을 보존하면서도 림프절을 남김 없이 제거하려면 고난이도의 기술과 세심한 주의가 필요하다.

측경부의 상부 림프절 절제술 시 가장 손상받기 쉬운 구조물은 어깨와 목의 움직임을 주로 담당하는 척추부신경이다. 이 신경이 절단되거나 견인으로 인해 손상되면 어깨 주변 근육이 약해지면서 통증, 어깨의 쇠약과 변형, 팔을 올리기 힘든 증상이 나타난다. 양쪽 척추부신경이 손상된 경우에는 목을 돌리기가 힘들다. 이 밖에도 혀의 감각과 운동을 담당하는 설신경, 설하신경이 손상된 경우 혀의 감각과 운동이 저하될 수 있다.

측경부의 중간부위에서는 상후두신경이 후두와 인두의 감각을 담당한다. 이 신경이 손상되면 인두와 후두의 감각이 저하되어 음식을 먹을 때 기도로 넘어가는 흡인이 일어나고, 심한 경우 치명적인 폐렴이 발생할 수 있다. 또 경추에서 나오는 경신경총이 손상되면 얼굴과 목에 감각이 저하될 수 있다.

측경부 하부에서는 팔과 손의 움직임을 담당하는 상완신경총과 횡격막의 운동을 담당하는 횡격막신경이 손상될 수 있다. 이곳에는 림프액이 흐르는 유미관이나 흉관이 있는데, 손상될 경우 우유 빛깔의 림프액이 누출되면서 목이 붓고 상처가 잘 아물지 않게 되며 심하면 폐에 림프액이 찰 수도 있다.

목에 위치한 경동맥과 경정맥 사이에는 미주신경과 교감신경이 있다. 미주신경이 손상되면 성대마비에 따른 음성변화와 흡인이 발생하고, 교감신경이 손상되면 경부신경 계통에 장애가 생겨 동공축

소, 안검하수, 병변에 땀이 나지 않는 호너Horner증후군이 발생한다. 목에는 목의 주혈관인 경동맥, 경정맥과 이곳에서 분지하는 여러 혈관이 있는데, 손상될 경우 수술 중이나 수술 후에 출혈성 합병증을 불러올 수 있다.

/ 수술진행과 관련된 합병증 /

갑상선암이 번져 후두, 기관, 식도 등을 침범했을 때 암을 제거하는 과정에서 기관천공이나 식도천공이 발생할 수 있다. 갑상선암의 진행 정도에 따라 후두, 기관, 식도를 절제한 후 다양한 방법으로 재건하는데, 이 경우에는 재건부위의 협착이나 천공 등 재건과 관련된 합병증의 위험이 있다.

Q & A

갑상선암 수술 후 목에 불편감이 느껴지는데 완화하는 운동이 있나요?

갑상선암 수술 후 목 운동을 꾸준히 하면 목의 불편감을 줄일 수 있습니다. 수술 당일부터 과도하게 운동하면 출혈이나 통증을 유발할 수 있지만, 목 운동은 무리되지 않는 범위에서 가능한 한 빨리 시작하는 것이 좋습니다.

다음에서 소개하는 동작을 천천히, 최대한 크게 따라한 후 3~5초 정도 정지해 자세를 유지합니다. 모든 과정을 3세트 반복하고 하루에 3회 정도 시행합니다.

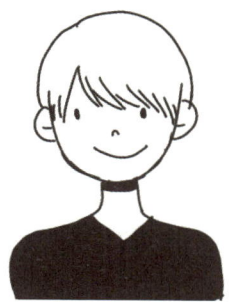
1 목과 어깨를 충분히 이완시킨다.

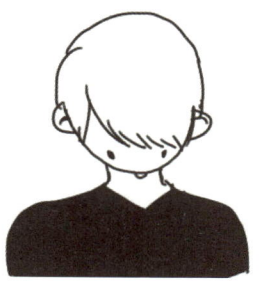
2 어깨를 고정한 채
천천히 고개를 최대한 숙인다.

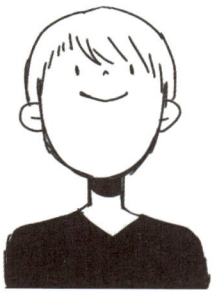
3 어깨를 고정한 채
천천히 고개를 위로 든다.

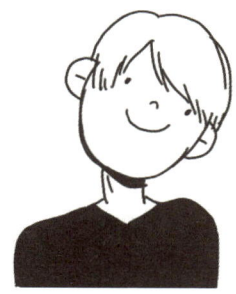
4 어깨를 고정한 채
천천히 고개를 최대한 왼쪽으로 기울인다.

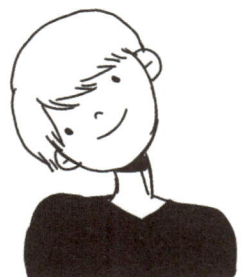
5 같은 방법으로
고개를 최대한 오른쪽으로 기울인다.

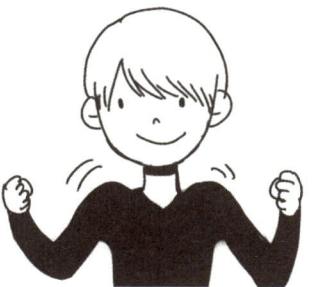
6 정면을 바라보면서 어깨를 앞에서 뒤로
또는 뒤에서 앞으로 천천히 돌린다.

[그림 7] 갑상선암 수술 후 목 운동방법

Chapter 10

퇴원으로 끝나지 않는 갑상선암 치료와 경과관찰

수술이 끝나면 병리과에서는 떼어낸 조직을 검사해 갑상선에 어떤 종양이 있는지, 종양의 크기와 개수는 어떤지, 주위 림프절을 침범했는지, 암세포가 갑상선 조직 밖으로 빠져나갔는지 등을 판정한다. 갑상선에만 국한된 작은 크기의 암은 수술만으로 치료되지만, 병기가 진행된 갑상선암은 수술 후 추가적인 치료가 필요할 수도 있다.

/ 방사성요오드치료 /

방사성 물질을 이용하지만 다른 암 치료에서 통상적으로 사용하는 방사성 치료와는 전혀 다르다. 갑상선암은 정상 갑상선 세포처럼 갑상선호르몬의 재료인 요오드를 섭취한다. 방사성 물질과 결합된 방사선요오드는 방사선이 나오는 요오드로, 섭취 시 정상 갑상선 조직 및 잔류된 갑상선 분화암에 선택적으로 흡수되어 감마선과 함께 치료용 베타선이 방출되어 암 조직을 파괴한다. 감마선은 우리 몸을 잘 통과하는 반면 세포파괴효과는 적어 암이 있는 부위를 촬영하는 데 이용되고, 베타선은 우리 몸을 수 밀리미터 정도밖에 통과하지 못하지만 감마선에 비해 세포파괴효과가 100배로 높아 갑상선암 치료에 이용된다.

갑상선 전절제술을 시행할 때 정상 조직을 포함한 모든 갑상선 조직을 제거해야 하지만 여러 가지 중요한 구조물을 보존하다 보면 갑상선 조직의 일부가 남았을 수도 있다. 남은 갑상선 조직은 이후 경과를 관찰할 때 재발암과 혼동되기도 한다. 따라서 환자의 경과 관찰에 문제가 없도록 방사성요오드로 수술 후 남아 있는 갑상선 조직을 파괴한다. 또한 CT나 초음파 등의 영상검사에서 보이지 않았지만 림프절이나 다른 부위에 미세한 갑상선암 세포의 전이가 있을 수 있다. 체내에 남아 있는 정상 갑상선 조직, 미세전이암 또는 뼈나 폐로 전이된 조직을 제거하기 위해 시행하는 것이 방사성요오드치료다.

요오드의 용량은 남아 있는 조직의 범위, 양에 따라 다르다. 수술 후 잔존한 갑상선 조직을 제거하기 위해 시행하는 치료에는 30~100밀리퀴리mCi의 I-131방사성요오드을 투여하며, 수술로 제거하지 못한 암 조직이 남아 있거나, 폐나 뼈로 전이된 갑상선암을 치료하는 목적일 경우 150~200밀리퀴리의 방사성요오드를 투여한다. 용량에 따라 입원해서 시행하거나 외래에서 시행하는데, 이는 주변인에게 방사성 노출이 있을 수 있기 때문이다. 법률상 환자에게 방사성요오드를 33밀리퀴리1.2GBq 초과 처방하면 병원에 입원해야 한다. 방사선의 양에 따라 적은 용량일 경우 1박 2일, 많은 용량일 경우 3박 4일 입원하면 된다.

/ 방사성요오드치료 전 준비사항 /

방사성요오드치료를 하는 경우 치료효과를 높이기 위해 두 가지를 준비해야 한다. 첫째는 혈액 내의 갑상선자극호르몬을 높이는 것이다. 갑상선자극호르몬 농도가 높을수록 방사성요오드가 암세포로 잘 흡수된다. 이를 위해 갑상선호르몬제의 복용을 중단한다. 이는 우리 몸을 갑상선기능저하 상태로 만들어 뇌하수체에 갑상선자극호르몬을 많이 분비하도록 하는 원리다. 이때 총 4주가 필요하다. 체내에 오래 잔류하는 신지로이드를 4주 전부터 중단하고 체내 잔류기간이 짧은 테트로닌으로 변경하여 복용하며 치료 2주 전부터는 테트로닌도 중단한다. 이 기간에 갑상선기능저하증으로 환자가 여러 가지 불편소화불량, 피로감, 기운 없음 등을 겪을 수 있다. 다른 방법은 인공 갑상선자극호르몬을 주입하는 것이다. 인공 갑상선자극호르몬 주사제는 가격이 비싸지만 우리나라는 건강보험에서 일부 부담한다. 방사성요오드치료 48시간 전과 24시간 전에 두 차례 근육주사를 맞는다.

둘째는 몸속의 요오드를 최대한 적은 상태로 유지하는 것이다. 혈중 정상 요오드의 농도가 높으면 방사성요오드와 경쟁이 되면서 암세포가 방사성요오드를 적게 흡수하기 때문이다. 요오드는 음식에 들어 있으며 검사용 시약에도 들어 있으므로 주의가 필요하다. 치료 전 2주 정도 저요오드식을 하여 음식에서 요오드 섭취를 줄인다. 아래의 표는 2012년 대한갑상선학회에서 방사선요오드치료 전에 필요한 저요오드식 허용식품과 제한식품을 소개한 내용이다.

	허용식품	제한식품
곡류군	쌀, 국수, 잡곡류, 밀가루, 감자, 고구마, 옥수수, 떡정제염을 사용한 것, 식빵, 모닝빵, 호밀빵 등 달걀과 우유 사용이 적은 것에 한 함	인스턴트 우동, 인스턴트 라면, 달걀과 우유를 사용한 과자류, 시리얼, 허용식품 외의 상업용 빵류
	쌀은 국내산 이용. 외국산 쌀의 경우 요오드가 다량 함유됐을 수도 있음 모든 식품의 영양소 분석은 가식부위를 의미하므로 껍질 섭취 여부는 제외함	

	허용식품	제한식품
어육류군	하루 150g 이하의 소, 돼지, 닭고기, 두부국산콩, 화학응고제를 사용한 것, 콩류국산콩 우선 사용, 달걀 흰자	모든 해산물류생선, 조개 등, 모든 건어물류오징어포, 쥐포 등, 모든 가공 육류훈제 및 통조림, 천일염 함유 생선, 젓갈류, 달걀 노른자
	육류는 1회 섭취 시 약 50g 기준으로 섭취량 제시. 콩은 국내산 이용. 외국산 콩의 경우 요오드가 다량 함유됐을 수도 있음 민물생선은 국내 분석자료가 없어 언급하지 않음	
채소·과일군	제한식품 외의 채소류 제한식품 외의 과일류	해조류김, 미역, 파래, 다시마 등, 천일염 함유 김치, 장아찌류, 과일 통조림, 농축 엑기스, 즙류
	김치는 정제염을 사용하여 만든 것을 섭취하도록 함	
우유군	없음	두유 및 가공품류수입콩, 우유 및 유제품류치즈, 아이스크림, 요구르트, 생크림 등
	살균처리과정에 함유되는 요오드 성분으로 인해 모든 유제품의 사용을 제한함	
양념류	정제염정제율 99% 이상, 무요오드 소금, 맛소금, 모든 식물성 기름류식용유, 참기름, 올리브유 등, 설탕, 식초, 파, 마늘, 생강, 깨, 고춧가루, 겨자가루, 후춧가루, 향신료, 고추냉이, 토마토케첩	허용된 소금 외 모든 종류의 소금천일염, 구운 소금, 죽염 등, 수입 소금요오드 첨가, 천일염으로 만든 장류고추장, 된장, 간장 등, 화학조미료류미원, 다시다 등, 마요네즈
	무요오드 소금으로 만든 가공품은 정확한 분석자료가 없어 언급하지 않았고, 꽃소금은 천일염의 함유 비율에 따라 주의가 필요하므로 기관의 연구결과와 방침에 따라 사용할 수 있음	
기타	제한식품 외의 식품	소금천일염이 첨가된 견과류 및 스낵류, 적색 식용색소가 함유된 음료류, 요오드 함유 종합비타민류, 건강기능식품류다시마환, 상황버섯, 차가버섯, 홍삼 등
	저요오드식을 진행하는 2주 동안은 금주를 권장함	

[표 11] 저요오드식 허용식품과 제한식품

표가 조금 어렵다면 다음 내용을 꼭 기억하도록 한다.

- 바다에서 나오는 모든 음식해산물, 건어물, 젓갈 등에는 요오드가 있다. 여기에는 멸치나 다시마를 이용한 육수도 포함된다.
- 소금 중 천일염은 바다에서 나오는 것이므로 요오드가 들어가 있다. 모든 염장 식품김치, 장아찌, 젓갈 등, 우리가 만드는 모든 장간장, 된장, 고추장 등에는 천일염이 들어가므로 피해야 한다.
- 탄수화물 중 시판 인스턴트 식품, 빵, 과자에도 모두 소금이 들어가므로 피해야 한다. 또한 식용색소에도 요오드가 자주 사용되므로 피하는 것이 좋다. 가공한 고기류햄, 베이컨 등 및 통조림 과일에도 요오드가 들어갈 수 있기에 가공식품은 모두 피하는 것이 좋다.
- 외식으로 사 먹는 모든 음식은 천일염으로 간했을 수 있기에 집에서 만든 음식만 섭취하도록 한다. 화학조미료에도 요오드가 들어가 있다.
- 모든 유제품 및 달걀노른자에는 요오드가 포함되었으므로 피해야 한다.
- 커피에는 요오드 성분이 없다. 하지만 우유나 생크림이 포함된 제품은 피하는 것이 좋다.

이렇게 되면 모든 음식이 불가능한 것처럼 느껴진다. 그렇다면 가능한 음식은 무엇일까?

- 우리가 주식으로 먹는 쌀, 잡곡은 밥으로 먹으면 괜찮다.
- 밀가루도 안전하나 튀김가루, 부침가루 등에는 천일염이 섞여 있으므로 피하는 것이 좋다.
- 가공하지 않은 소고기, 돼지고기, 닭고기는 섭취해도 되지만, 하루 150그램 이하로만 섭취한다. 달걀에서는 흰자만 섭취한다.
- 가공하지 않은 채소와 과일은 모두 섭취해도 된다.

단 2주라도 위의 식단을 지키려 하면 음식 맛이 떨어질 수 있다. 사용 가능한 재료로 요리를 하거나 인터넷에서 저요오드식 밀키트나 도시락을 구매해서 먹어도 된다. 단맛은 설탕을, 짠맛은 정제염을, 감칠맛은 육수를 이용할 수 있다. 맛을 내는 구체적인 방법은 다음과 같다.

- 정제염은 가공소금으로 천일염이 함유되지 않았으니 맛소금 등의 정제염으로 음식의 맛을 내는 것이 좋다. 병원 근처 식품점에는 요오드 없는 소금을 판매하기도 한다.
- 멸치, 다시마 육수 대신 소량의 육류와 채소를 이용한 육수를 미리 준비하여 국과 찌개에 이용할 수 있다. 이때 간은 정제염을 이용한다. 음식 맛을 살리기 위한 향신료로 식초, 파, 마늘, 깨, 고춧가루 등은 모두 사용이 가능하다.
- 시판 국수, 떡 중 천일염이 아닌 정제염을 사용한 제품은 섭취

가 가능하다. 위의 육수를 이용해 잔치국수, 떡국 등을 만들어 먹을 수 있다.
- 해산물, 유제품의 섭취가 어렵고 고기도 하루 150그램까지 제한되므로 두부를 잘 활용해보자. 다만 수입콩에는 요오드 함유율이 높은 것이 있고, 천연간수에는 요오드가 있으므로 해당 제품은 피한다.
- 견과류_{소금이 가미되지 않은 것}, 올리브유, 유자청, 연겨자, 과일을 이용하여 소스를 만들어 샐러드에 활용한다.
- 밑반찬은 나물류를 이용한다. 정제염을 이용하여 간을 하고 파, 마늘과 함께 무치면 된다. 새콤한 맛을 원한다면 무, 오이, 양파 등에 식초와 설탕을 이용한 피클을 활용할 수 있다. 김치에는 대부분 천일염이 들어가니 김치 대신 정제염으로 겉절이를 해먹을 수 있다.
- 간식이 먹고 싶다면 버섯, 애호박, 가지 등의 채소를 에어프라이어에 구워 먹거나 구운 고구마, 감자도 모두 섭취가 가능하다.
- 2주 차에는 갑상선기능저하 상태가 되기 때문에 소화가 잘 안 되고 식욕이 저하될 수 있다. 육수와 채소를 이용한 죽을 다양하게 먹어볼 수 있다.

CT검사에서 쓰이는 조영제에도 요오드가 많이 들어가 있다. 조영제 CT를 촬영한 경우에는 최소 2개월 지난 후에 방사성요오드치료를 시행한다. 요오드는 소독제에도 많이 사용되므로 시판 가글 및 베타딘 소독 등도 주의해야 한다.

/ 방사성요오드치료 후 주의사항 /

갑상선암 세포에 섭취되지 않은 방사성요오드는 소변, 침, 땀 등으로 배출된다. 방사선이 체내에 오래 잔류할수록 장기에 부작용이 발생할 수 있다. 특히 만성 침샘염이 발생하는 경우 불편감이 오래 지속된다. 이를 예방하기 위해 충분한 수분을 섭취하고 소변을 자주 보는 것이 도움이 된다.

방사성요오드치료 후 환자의 몸에서 얼마간 적은 양의 방사선이 나오는데, 이는 주변 사람에게 영향을 미칠 수 있다. 그래서 일정량 이상은 치료 시에 며칠 입원했다가 퇴원하며, 이후 나오는 방사선은 주변 사람에게 미치는 영향이 매우 적다. 하지만 주변인의 방사선 노출량은 접촉한 시간이 길수록, 거리가 가까울수록 많아진다. 생활공간을 공유하는 가족 간에는 주의가 필요하다. 성인의 경우 1~2일 정도는 가족과의 독립된 수면공간을 유지하는 것이 필요하나, 임산부나 미취학 아동과는 더 오랜 기간이 필요하다. 세부적인 접촉 제한기간은 아래 표에 정리되어 있다.

	투여량(mCi)			
	50	100	150	200
잠자리에서 제한사항	일수			
성인으로부터 1.8m 이상 거리를 유지해야 하는 기간	1	1	2	4
임산부 및 소아로부터 1.8m 이상 거리를 유지해야 하는 기간	6	13	18	21
일상생활에서 제한사항	일수			
직장으로의 복귀기간	1	1	1	1
임산부 및 소아로부터 1.8m 이상 거리를 유지해야 하는 기간	1	1	1	1
공공장소를 피해야 하는 기간	1	1	1	1

[표 12] 방사성요오드 투여량에 따른 환자와 주변 사람과의 접촉거리와 최소 제한기간

/ 방사성요오드치료 후 관리사항 /

　방사성요오드치료 후에는 6개월 혹은 12개월 간격으로 전이암이 있는지 검사해 계속 치료할지 말지를 판단한다. 채혈을 통한 혈중 갑상글로불린을 측정하는데, 암이 남아 있으면 암세포에서 갑상글로불린을 혈액으로 배출해 갑상글로불린 농도가 높아진다. 갑상선호르몬을 복용하는 평소보다 오히려 갑상선호르몬을 끊어 갑상선자극호르몬이 상승한 상태에서 암을 더 잘 찾아낼 수 있다. 방사성요오드를 소량 복용한 후 전신을 촬영하는 방사성요오드 영상법을 사용하면 방사성요오드를 흡수하는 암 조직을 찾아낼 수 있다. 초음파나 CT로도 가능하며, 최근에 다른 암에서 많이 쓰는 PET-CT는 악성도가 심한 갑상선암일수록 잘 찾아낸다. 혈중 갑상글로

불린은 높으나 방사성요오드 영상법으로 진단하지 못하는 경우는 PET-CT가 유용하다. 방사성요오드치료 후에도 암이 남아 있으면, 다른 암에서 쓰는 표적치료 항암제를 사용한다. 수술하고 방사성요오드치료를 하여 완치된 경우에도 10년 이상 추적관찰을 해야 한다.

암이 폐로 전이된 경우 방사성요오드치료를 하면 환자의 3분의 1은 완전히 치료되고, 또 다른 3분의 1은 부분적으로만 치료된다. 나머지 3분의 1은 치료효과가 없다. 뼈로 전이된 경우에는 성적이 더 떨어져 40퍼센트의 환자만 부분적으로 치료되며 재수술과 방사선치료 등을 병행한다. 갑상선암 환자는 전체적으로 10년 생존율이 95퍼센트지만, 원격 전이가 있는 경우 생존율이 40퍼센트로 떨어지기 때문에 초기에 적극적으로 치료해야 한다. 일부 환자는 전이가 있어도 진행되지 않는데, 이때는 특별히 치료하지 않고 지켜보기도 한다.

/ 모든 치료가 끝난 뒤 추적관찰 /

갑상선암을 대부분 차지하는 분화암은 원격 전이가 없는 경우 10년 생존율이 95퍼센트 이상에 이른다. 하지만 갑상선암은 천천히 자라서 10~20년 뒤에 재발할 수도 있으므로 지속적인 관리와 관찰이 필요하다. 이때 추적검사는 갑상선 기능의 유지와 재발의 확인이다.

갑상선 전절제술을 받은 환자는 치료 후 갑상선 기능저하증 상태가 된다. 이를 보충하려면 갑상선호르몬을 지속적으로 복용해야 한다. 갑상선호르몬을 충분히 복용해 혈중 갑상선자극호르몬이 감소한 상태를 유지하는 것이다. 암세포막에도 있는 갑상선자극호르몬 수용체가 증가한 혈중 갑상선자극호르몬이 암세포를 자라도록 자극할 수 있기 때문이다. 물론 완치 후 몇 년이 지나면 점차 갑상선호르몬 양을 줄여 혈중 갑상선자극호르몬이 정상범위로 돌아오도록 조절한다.

재발 여부는 크게 두 가지 방법으로 추적한다. 첫째는 혈액검사다. 갑상선 전절제술 및 방사성요오드치료를 받은 환자는 체내에 갑상선 세포가 없는 상태가 된다. 갑상글로불린은 갑상선 세포에서 만들어지므로 갑상글로불린이 낮은 상태로 유지되면 재발 위험이 매우 낮다고 판단할 수 있으나 정기적 관찰에서 갑상글로불린이 증가하면 우리 몸에 갑상선 세포가 늘어났다는 신호이기 때문에 재발을 의심해야 한다. 갑상선 반절제술을 받은 환자에게서는 전절제술을 시행한 환자만큼 재발에 민감하지는 않지만 평소의 추적관찰 수치보다 증가한 경우에는 재발 여부를 확인해야 한다. 둘째는 영상검사다. 방사성요오드치료를 마친 후에는 갑상선 스캔을 이용하며, 지속적인 영상검사로는 초음파를 가장 많이 사용한다. 재발 위험도에 따라 6개월에서 1년 간격으로 시행한다.

Q & A

갑상선암 환자입니다. 앞으로 어떻게 살아야 하나요?

갑상선암은 매우 흔하고, 초기일 경우 생존율이 99퍼센트에 달합니다. 원격 전이만 없다면 최종 병기는 1기로 분류될 만큼 예후가 좋은 암입니다. 갑상선암 환자이기에 포기해야 하거나 특별히 주의해야 할 것은 없습니다. 치료 후 5년이 지나면 다른 사람들처럼 건강검진을 받으면 됩니다. 다만 갑상선 수술 후 갑상선 기능이 저하되어 갑상선호르몬의 보충이 필요한 환자는 중단 없이 호르몬제를 복용해야 합니다.

한국인이 요오드가 들어간 해조류를 많이 섭취해 갑상선암이 많다거나, 갑상선암 환자는 미역을 먹으면 안 된다는 이야기가 있는데, 이는 잘못된 정보입니다. 요오드를 많이 섭취한 나라에서 분화암이 더 많은 것은 사실이지만, 미분화암은 경과가 훨씬 더 나쁩니다. 또한 미역 등의 해조류 섭취 제한은 오로지 방사선요오드치료를 받는 경우에만 해당합니다. 수술 후 합병증으로 부갑상선 기능저하증이 발생한 환자의 경우 칼슘이 풍부한 유제품, 멸치 등을 신경 써서 충분히 섭취하면 저칼슘 때문에 발생한 증상의 완화에 도움이 됩니다. 그 밖의 식습관은 일반적으로 건강한 음식을 섭취하면 됩니다. 치료가 끝났다면 정기적으로 검사를 잘 받고, 필요한 사람은 호르몬을 보충하고, 자신의 삶을 잘 영위하면 됩니다.

방사성요오드치료는 방사능으로부터 안전한가요?

오랫동안 시행되어 온 안전한 치료법으로, 방사성요오드치료는 다른 암에서 시행하는 일반적인 방사선치료와는 다릅니다. 체내에 들어간 방사성요오드는 정상 갑상선 조직과 갑상선암 조직에만 흡수되며 다른 정상 조직에 대해서는 부작용이 미미합니다.

치료 초기에는 일시적이나마 구토, 오심, 복통 등의 급성 합병증이 발생할 수 있습니다. 만성적인 부작용은 침샘염 외에는 적습니다. 재발 등으로 여러 차례 시행해서 방사성요오드가 누적되면 2차 암이 생길 수도 있지만, 그 가능성은 매우 낮습니다. 일반적으로 시행하는 한두 번의 방사성요오드치료로는 2차 암의 발생 가능성이 거의 없습니다. 하지만 소량의 방사선 노출에도 영향을 받을 수 있는 상태인 임신 중이거나 수유 중인 환자는 방사성요오드치료를 하면 안 됩니다. 그 밖의 환자에게서는 일부의 경우 침샘이나 눈물샘, 골수, 생식기 등에 영향을 주지만 그 영향이 적어 안전하게 사용할 수 있습니다. 이러한 작은 부작용보다 암 치료에 미치는 영향이 훨씬 더 중요하기에 방사성요오드치료는 꼭 필요합니다.

갑상선암 수술 후 임신이 가능한가요?

갑상선암은 최근 젊은 여성에게서 많이 발견됩니다. 그래서인지 방사성요오드치료 후 임신 가능성을 문의하는 환자와 보호자가 많습니다. 평생 복용해야 하는 갑상선호르몬은 임신에는 영향을 미치지 않습니다. 약을 먹으면 태아에게 안 좋다는 생각이 일반적이지만 갑상선호르몬은 그렇지 않습니다. 갑상선호르몬은 임신과 수유기 등에 관계없이 복용해야 합니다. 특히 임신 중에는 태아의 갑상선호르몬 농도도 중요합니다. 주기적으로 혈액검사를 해서 갑상선호르몬의 투여량을 조절해야 하고, 엄마의 혈중 갑상선호르몬의 농도가 정상치의 상한선에 있도록 유지하는 것이 가장 좋습니다.

방사성요오드치료를 할 경우 복용하는 방사성요오드 물질은 대부분 위를 통해 흡수되고, 정상 갑상선 조직과 갑상선암 세포에 흡수되어 이것들을 파괴합니다. 침샘이나 눈물샘, 위점막, 간 등에 소량이 흡수될 수 있고, 분화가 빠른 조직, 즉 골수나 정자, 난자 같은 생식기 계열 세포에도 영향을 줄 수 있습니다. 그러나 이러한 방사성요오드 물질이 골수에 영향을 주어 백혈병이 발생하거나 정자나 난자에 영향을 주어 기형아가 태어난 사례는 매우 드뭅니다. 그래서 임신시기만 조절하면 전혀 문제가 없습니다. 즉 가임기 여성은 방사성요오드치료 후 6~12개월이 지났을 때, 남성도 최소 6개월이 지난 후에 임신을 준비할 것을 권합니다.

가끔 방사성요오드치료 후 6개월 이내에 임신된 경우가 있는데, 방사성요오드 물질로 손상된 정자와 난자는 임신이 안 될 확률이 높기 때문에 기형아가 태어날 가능성은 높지 않습니다.

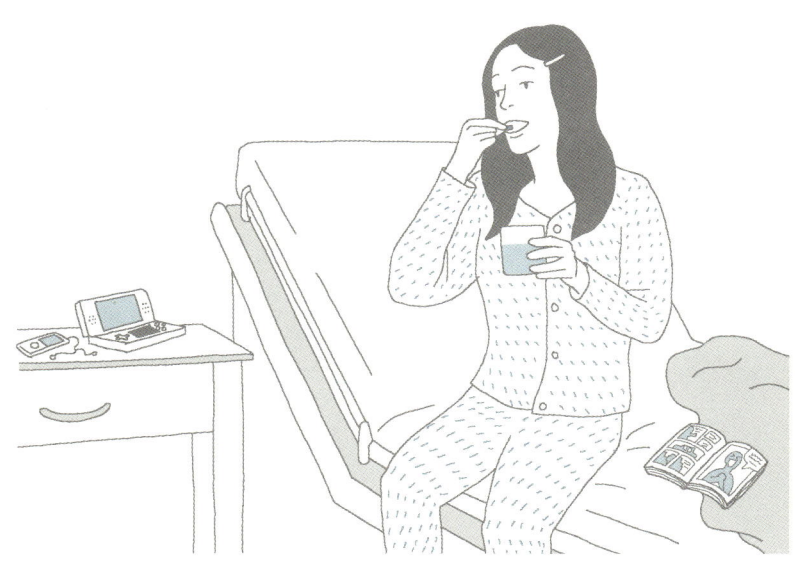

전이는 어떻게 치료하죠? 전이가 있으면 오래 못 사나요?

갑상선암은 폐로 전이되는 경우가 가장 많은데, 일반적인 암과 달리 폐에 전이돼도 치료가 잘되어 예후가 좋습니다. 보통 양쪽 폐에 여러 개가 전이되기 때문에 수술로 제거할 수 없습니다. 가장 효과적인 방법은 방사성요오드치료입니다.

방사성요오드치료를 하면 대략 3분의 1은 완치되고, 또 다른 3분의 1은 부분적으로 치료되며, 나머지 3분의 1은 효과를 보지 못합니다. 외국의 자료에 따르면 폐나 뼈에 전이가 있을 경우 10년 생존율이 45퍼센트라는 보고가 있으나 우리나라는 더 좋은 예후를 보이는 것으로 생각됩니다.

다른 일반적인 암은 수술 전에 폐 전이가 발견되면 수술을 포기하는 경우가 많지만 갑상선암에서는 방사성요오드치료를 할 수 있기 때문에 수술을 적극적으로 시행합니다. 최근에는 방사성요오드치료에 반응하지 않는 전이암 치료를 위해 다양한 분자표적치료제가 연구개발되어 임상시험에서 좋은 효과를 보이고 있습니다.

방사성요오드치료 후 침샘이 부었다고 합니다. 어떻게 해야 하나요?

복용한 방사성요오드 물질은 대부분 갑상선 조직을 파괴하는데 쓰이고, 일부는 소변, 대변, 침, 땀으로 배출됩니다. 이러한 이유로 방사성요오드치료 후 합병증으로 침샘염이 발생할 수 있습니다. 침샘염은 방사성요오드치료를 받고 수개월이 지나서 발생하는데, 식사 후에 갑자기 귀 주위가 붓는 현상을 경험하는 경우가 많습니다. 한쪽 또는 양쪽 귀 주변이 식사 후에 혹은 신 음식을 먹을 때 붓다가 가라앉는 증상이 반복되고 귀 주위가 아프기도 합니다. 이는 침샘으로 배출된 방사성 물질에 의해 침샘이 파괴되고 침샘관이 좁아져 생긴 것으로 생각됩니다.

 침샘 후유증을 예방하기 위해서는 방사성요오드치료를 할 때 수분을 충분히 섭취하여 방사성 물질이 소변으로 빨리 배출되도록 해야 합니다. 방사성요오드를 복용한 후 24시간 동안 3~4리터의 많은 물을 마시면 방사성 물질이 침샘에 고이지 않고 소변으로 빨리 배출됩니다. 침 분비를 촉진시키는 레몬주스 같은 신 음식을 자주 먹거나 무설탕 껌을 씹으면 도움이 됩니다. 방사성요오드치료 후 귀 주위가 붓는다면 그곳을 마사지하여 고여 있는 침이 빨리 배출되도록 합니다.

갑상선암 치료와 투병
실제 이야기들

힘든 투병생활 끝에서 나를 찾는 여행

이상영

　대구 출장지에서가 처음이었다. 3월 한 달 내내 계속된 야근으로 지칠 대로 지친 몸을 추스를 새도 없이 4월경 또 다른 업무로 내려간 대구에서의 첫날, 목 주위가 심하게 붓고 열감과 통증이 강하게 느껴진 데다 극심한 피로감까지 겹쳐 근처 병원에서 진통제와 영양제를 맞았다. 사실 그동안 주변 사람들로부터 목이 많이 부었다는 말을 자주 들었고, 퇴근길에 극심한 피로감에 온전히 서 있지도 못한 적이 많았다. 목도 자주 쉬고, 잘 때는 숨 쉬기가 곤란하고 '쌕쌕' 소리가 나는 등 위험신호가 계속 울렸는데 '괜찮겠지, 설마 무슨 일 있겠어!' 하며 방심했었다.
　업무 특성상 보통 한 달에 3주 정도는 월요일에 집을 나와 금요일

저녁에 다시 집으로 들어가기 때문에 병원에 가는 것이 쉽지 않았다. 종합검진을 받아야겠다는 마음은 굴뚝같았지만 뭐가 그리 바쁜지 토요일이 되어서야 근처 병원에 갈 수 있었다. 의사에게 목이 붓고 목감기가 심하다는 증상을 말하고 그때그때 치료와 처방을 받곤 했다. 항상 이런 식이었다. 때로는 며칠 휴가를 내서 스스로를 돌보는 시간이 필요했는데, 그런 생각을 하지 못했다. 더욱이 아버지, 누나, 형이 모두 암으로 세상을 떠나 암에 대한 가족력이 있는데도 불구하고 조심하지 못했던 것이 더욱 후회스럽다.

2010년 47세에 처음 몸에 이상을 느끼고 1년 이상이 지난 2011년 12월 초쯤 피로감과 목통증, 호흡곤란 등이 더욱 심해져 동네 병원에서 목 초음파검사를 받았다. 결과는 갑상선에 큰 종양이 보인다는 것이었다. 하지만 당시 의사선생님이 대학병원으로 가라고 할 때도 앞으로 2년 동안 3차례의 수술과 계속되는 방사선치료를 받게 될 것이라고는 상상하지 못했다.

그달 말 고려대학교 안산병원 영상의학과 및 내분비내과에서 초음파검사와 세침흡인검사를 받았다. 결과는 갑상선암일 확률이 90퍼센트 이상이고, 심지어 내 경우는 100명 중 1명 정도밖에 해당되지 않는 암이었다. '너무 늦었나?' 머릿속이 뿌연 안개로 채워졌다. 2012년 1월 초 수술날짜를 2월 중으로 잡고 멍하니 사무실로 돌아오는 길에 우연히 바라본 하늘은 슬프게도 유난히 짙고 파랬다. 갑자기 쏟아지는 눈물에 그동안 한 번도 앉아보지 않았던 사무실 앞 벤치에 앉아 한참을 소리 없이 울었다.

아내에게는 2012년 설 연휴가 끝난 다음 날 갑상선암 진단 사실과 수술 등 이후 치료일정을 알려주었고, 당시 고3인 아들과 고1인 딸에게는 당분간 말하지 않기로 했다.

2012년 2월 6일 급한 대로 내분비외과 1차 수술을 시행해 갑상선과 주변 림프절에 있는 종양을 제거했다. 그해 5월에는 갑상선호르몬제인 신지로이드를 끊고 2주간 저요오드식을 했다. 그런데 저요오드식을 하던 중 계단을 내려가다 현기증으로 넘어지는 바람에 발목이 골절되어 4주 동안 발목치료를 받아야 했다.

1차 고용량 요오드치료150밀리퀴리의 결과는 실망스러웠다. 전신스캔 결과 갑상선암 잔존 종양이 요오드에 반응하지 않았고, PET-CT 검사에서 가슴 중간 부분인 종격동에 림프절 전이가 된 것을 확인했다. 빠른 시일 내에 흉부외과와 함께 수술해야 하는데, 종양의 위치에 따라 가슴을 절개할 수도 있다고 했다.

이런 걸 엎친 데 덮친 격이라고 하는가? 양쪽 어깨에 찾아온 극심한 통증 때문에 8월로 잡은 2차 수술림프절 전이에 의한 경부 및 종격동 림프절 2차 수술 전에 가장 통증이 심한 왼쪽 어깨에 석회화 제거 수술을 받았다. 그나마 다행인 것은 절개까지 고민했던 종격동 림프절 종양이 내시경으로 제거할 수 있는 위치였다.

한 달 후 9월부터 10월까지는 2차 수술을 할 때 기도 옆에 붙어 있어 절제가 어려웠던 잔존 종양을 32차례에 걸쳐 외부 방사선치료 7,000센티그레이를 했다. 하지만 이것이 끝이 아니었다. 어느 날 갑자기 내게 찾아온 시련은 이후에도 어김없이 계속되었다. 결국에는 방사선

치료가 끝난 후 오른쪽 어깨도 관절염 및 충돌증후군으로 수술을 받았다. 계속되는 수술과 방사선치료 등으로 수술 전 74킬로그램이었던 몸무게는 58킬로그램까지 내려갔고, 볼거리 증상처럼 양쪽 침샘부위가 심하게 부어오르는 등 일상적인 생활을 할 수 없을 정도로 몸이 최악의 상태로 내달렸다.

그러나 신체적인 고통보다 정신적인 고통이 이루 말할 수 없이 나를 괴롭혔다. 지금 생각해보면 '내게 왜 이런 일들이 생겼나? 언제까지 이 고통이 계속될 것인가?' 하며 고뇌하기보다 있는 그대로 인정하면 될 일이었다. 하지만 현재를 받아들이지 못하고 불확실한 어두운 미래에 집착하다 보니 내게는 물론 타인에게까지 분노가 치밀어 올랐고, 끊임없이 휘감는 우울감으로 나의 삶은 철저히 파괴되고 있었다.

그런 와중에 2013년 초에는 자전거 사고로 허리를 다쳤다. 이때는 심신상태가 더 이상 수술을 받을 수 없을 정도로 약해져 2~3차례의 신경성형술로 통증을 완화했다. 7월에는 사고로 연기한 2차 고용량 요오드치료150밀리퀴리를 받았다. 하지만 초음파검사와 전신스캔, PET-CT 결과 모두 부정적이었다. 이어 10월에는 기도 옆에 퍼져 있는 종양을 제거하기 위해 3차 수술기관절개 및 우측 후두 내 주입, 우측 기도 수상절제을 받아야 했다. 1차 수술과 2차 수술은 유방내분비외과에서 받았지만 3차 수술은 두경부암클리닉센터를 주관하는 이비인후과에서 받게 되었다.

다른 일반적인 경험과는 다르게 수술만큼은 그 횟수가 거듭되어도 결코 적응되지 않았다. 목이라는 좁은 공간에 주요 혈관과 신경, 다양한 기관과 조직이 모여 있고, 앞선 두 번의 수술과 방사선치료로 엉망이 된 상태라 더욱 걱정이 되었다. 그러나 3차 수술을 담당한 이비인후과 권순영 선생님이 풍부한 경험을 바탕으로 상담해주신 것이 위로가 되어 심리적 안정을 찾는 데 큰 도움이 되었다.

2013년 10월 장시간의 수술을 성공적으로 마쳤다. 중환자실에서 일반병실로 옮겨진 날부터 나의 간절한 소망은 '콧줄 제거'로 시작하여 '기도에 삽입한 튜브 제거', '목에 튜브를 삽입할 때 생긴 구멍에 살이 채워지는 것' 등 지극히 현실적이고 원초적인 것으로 이어졌다. 살이 채워지는 소망은 32차례의 외부 방사선치료7,000센티그레이 때문에 튜브 제거 후 석 달이 다 되도록 이루지 못하다가 얼마 전에야 이루어졌다. 한 차례가 지날 때마다 그동안 보지 못하고 듣지 못하고 느끼지 못했던 것, 내 눈앞에 펼쳐진 숲과 물, 새소리, 나무의 냄새와 색깔을 보고 듣고 느낄 수 있었고, 그 순간이 너무 즐겁고 행복했다.

3차 고용량 요오드치료150밀리퀴리를 앞두고 있는 지금 나의 소망은 얼마 전에 받은 초음파검사 결과처럼 전신스캔과 PET-CT에서도 종양과 이별하거나 최소한 지금 정도로 동행하는 것이다. 아마 그다음 소망은 다시 찾은 목소리와 3년의 투병생활로 얻은 62킬로그램의 몸무게, 28인치의 허리 사이즈, 그리고 무엇보다도 중요한 자기반성과 자기사랑으로 새로이 찾은 '본연의 나'와 함께 다시 한번 세상을 향해 여행을 시작하는 것이다.

갑상선암은 로또암? 로또암!

이금용

2008년 12월 12일은 인생에서 가장 잊을 수 없는 날이다. 그날 차가운 칼끝에 내 목을 맡겼고, 몇 시간의 의식불명상태를 지나 허리가 끊어지는 고통과 함께 깨어났다. 한동안 통증 때문에 신음을 삼켜야 했지만, 현대 의술 덕분에 나흘 뒤에는 걸어서 병원을 나올 수 있었다. 그때 나는 갑상선암 환자였고, 수술을 받았고, 지금은 건강하다.

2008년 가을, 정기 건강검진에서 갑상선암이 의심된다는 결과지를 처음 받아들었을 때는 담담했다. 아니 담담한 척했다. 우리나라 사람 3명 중 1명은 암으로 사망한다는데 충분히 가능한 상황이라고, 그리고 갑상선암은 재발률도 낮고 완치율도 높은 데다 초기에 발견했으니까 운이 좋은 거라고, 다른 사람이 위로해줄 말을 스스로에게 하면서 아무렇지 않은 듯 내가 할 일을 꼽아봤다.

지피지기면 백전백승이라, 우선 정보수집에 들어갔다. 주변에 수술 경험이 있는 사람을 수소문했고, 인터넷으로 기본정보를 검색한 뒤 갑상선 관련 책 3권을 주문했다. 그리고 만약 검사결과가 예상치 못한 최악의 상태라면, 또 쉬운 수술임에도 정말 운이 나빠 마취에서 깨어나지 못하거나 어떤 부작용으로 장애라도 생긴다면 어떻게 할 것인지 마음의 준비도 하려 했지만, 이제 겨우 초등학생인 두 아이들 생각에 비극의 주인공이 된 것처럼 울컥 슬픔이 복받쳤다. 마음의 준비는 수술이 확실히 결정되면 하려고 잠시 보류했다.

초음파검사 때 발견됐던 갑상선 결절이 양성인지 악성인지 확인하는 세침흡인검사 결과 유두암으로 판명되었다. 유두암은 갑상선암 가운데 가장 예후가 좋은 암으로 전체 갑상선암의 90퍼센트 이상을 차지하며 30~50세의 여성에게 많이 발생한다고 한다. 그리고 1센티미터 이하의 미세유두암은 예후가 대단히 좋다고 하는데, 바로 내가 그런 경우였다. 나는 40세 여성 미세유두암 환자였다.

이제 치료과정을 결정해야 했다. 수술을 받게 된다면 정해진 순서를 따르면 되겠지만 문제는 수술을 받을지 말지를 결정하는 것이었다. 지금도 갑상선암에 대해서는 과잉진단에 불필요한 수술이라는 의견과 암이라는 게 판명된 이상 전이되는 최악의 상황을 고려해서 전절제 수술을 해야 한다는 의견이 맞서고 있다. 당시에는 지금보다 수술이 일반적이었고 상황을 지켜보자는 쪽은 소수의견이었는데 차츰 설득력을 얻어가는 중이었다.

나는 평소 자연치료의 힘을 믿고 있고, 해도 되고 안 해도 되는 상황이라면 안 하는 것이 자연스럽다고 생각한다. 그렇기 때문에 처음에는 수술을 받지 않으려고 했다. 그래서 나의 결심을 굳혀줄 도우미로 수술받지 않고 관리를 잘 하고 있는 사례를 찾아보았다. 머릿속에서 수술자제론이 점차 힘을 얻고 있었지만 실제 사례는 찾아보기 힘들었다. 첫째 아이를 제왕절개로 낳고 둘째 아이를 자연분만하려고 할 때 무모한 사람 취급하던 시선을 또 한 번 느낄 수밖에 없었다.

무엇보다 먼 곳에 있는 의사선생님이 아니라 가까이에서 나의 상태를 알려줄 의사선생님을 찾아야 했다. 둘째를 출산할 때도 자연분만 과정에서 생기는 모든 문제에 대해 의사의 책임을 묻지 않겠다는 각서부터 내밀지 않고, 함께 노력해보자는 의사선생님이 있었기 때문에 무사히 출산할 수 있었다. 이번에도 수술을 하든 하지 않든 결정을 후회하지 않고 따를 수 있는 의사선생님을 만나는 것이 먼저였다. 그렇게 하여 남편을 통해 부산대학교병원 이비인후과 이병주 선생님을 알게 되었다.

이병주 선생님은 우선 수술했을 때와 하지 않았을 때를 비교해주셨다. 수술하지 않고 지속적으로 관찰하는 방법도 있으나 크기가 1센티미터 이하라고 해도 전이의 가능성은 항상 있다고 하셨다. 모르는 상태라면 몰라도 몸속에 암이 있다는 사실을 안다면 마음이 편하진 않을 것이라며, 본인이 전이되지 않는 90퍼센트가 아니라 악화되는 10퍼센트 미만에 포함될 수 있다는 불안감을 생각하면 안전하게 수술한 후 관리를 잘하는 것도 나쁘지 않다고 친절하게 설명해주셨다.

수술이 잘되었다고 해도 단점은 있다. 대표적인 것이 평생 먹어야 하는 호르몬 조절제다. 갑상선을 절제하면 갑상선호르몬이 분비되지 않으므로 외부에서 공급해주어야 한다. 그래서 평생 갑상선호르몬약을 먹어야 한다. 하지만 이 부분도 물 먹듯 밥 먹듯 습관으로 굳히면 그렇게 힘들지 않을 것 같았다. 선생님의 친절한 설명을 듣고 큰 불안함과 작은 불편함 중 후자를 택하기로 했다.

한 달 뒤로 수술날짜를 잡고 수집한 정보를 바탕으로 만반의 준비를 시작했다. 갑자기 황망하게 당하는 사고가 아니라 준비할 시간과 여유가 있는 것도 감사할 일이었다. 수술로 집을 비울 때와 수술 후 몸조리할 때 집안일을 거들어줄 사람을 구하고, 쉬는 동안 읽을 책 목록을 쫙 정리했다. 그러고 나니 수술받으러 가는 것이 꼭 휴가를 떠나는 기분이었다. '그래, 그동안 제대로 몸 관리도 하지 않고 뭔가에 쫓기듯 부지런해야 한다는 강박증 비슷한 스트레스를 안고 살던 내 인생에 쉼표를 찍어준다고 생각하자'라고 마음먹으니 이후 진행되는 과정은 낯선 여행지를 돌아보는 것처럼 익숙하지 않을 뿐 두렵지는 않았다.

치료의 시작은 의사선생님에 대한 믿음이었다. 책과 인터넷 정보를 읽으며 궁금한 게 있으면 선생님께 여쭤보며 치료에 대한 확신을 가졌다. 그리고 정말 하라는 대로만 했다. 수술 전후 주의사항도 그대로 지켰고, 상처부위에 흉터완화연고와 실이 있는 전용 반창고도 시키는 대로 한 달 넘게 사용했다. 그랬더니 지금은 흉터가 원래 있던 목주름에 묻혀 먼저 말하지 않으면 알아보지 못할 만큼 깔끔하다.

수술받은 지 한 달 반쯤 후에 방사성요오드치료 때문에 다시 부산대학교병원에 입원해 격리치료를 받았다. 그리고 이어서 받은 정기검사에서 이상이 없음을 확인했다. 그 후 매일 하루 한 번 아침식사 전에 갑상선호르몬약을 먹으며 3~6개월 단위로 혈액검사를 통해 상태를 관찰하다가, 올해 1월에는 5년 동안 잘 유지되고 있으며 이상이 없다는 진단을 받았다. 암은 흔히 5년 내 재발이 없으면 완치되었다고 한다. 하지만 갑상선호르몬제를 계속 복용하는 상황에서 완치라는 표현은 적절하지 않고 유지가 옳은 표현일 것이다. 이제 내가 할 일은 앞으로도 이 상태를 잘 유지하는 것이다. 지킬 것은 지키고 삼갈 것은 삼가면서 내 몸이 주는 신호를 무시하지 않고 잘 유지하는 것이다.

내게도 수술 후 겪는 작은 증상들이 나타났었다. 목이 묵직하고 목소리가 이상하게 느껴지기도 했으며, 한동안 다리에 쥐가 나고 발가락이 뻣뻣하게 경직되기도 했다. 또 방사성요오드치료를 위해 식단을 조절하고 물을 한정 없이 마셔야 했을 때는 물 트림이 올라오고 속이 메슥거려 입덧할 때보다도 힘들었다. 만약 사전지식이 없었다면 예민하게 반응하며 걱정부터 했을 것이다. 하지만 왜 그런 증상이 나타나는지 이해하고 있었기에 편하게 마음먹었다. 힘들 때마다 필요한 치료와 처방을 받았고, 꾸준히 걷기 운동도 했다. 그랬더니 골밀도가 더 높아졌고 체력도 더 좋아졌다. 쥐가 나는 것 때문에 잠시 먹었던 비타민D와 칼슘제를 중단했음에도 말이다.

사람들은 대부분 문제가 없을 때는 건강을 소홀하게 여기고 신호가 와도 크게 염려하지 않는다. 그러다가 치료가 긴급하다는 위험경보가 울리면 그제야 후회하고 수습하려 한다. 호미로 막을 것을 가래로 막는 꼴이 되어 비용도 많이 들고 고생도 배로 한다. 모든 게 생각하기 나름이지만, 나에게 갑상선암은 위험경보가 아니라 '생활관리 좀 하세요' 같은 작은 신호였다.

크게 고생하지 않으면서 보험금을 받는다고 해서 갑상선암을 로또암이라고 부르는 사람도 있다. 그런데 나에게 갑상선암은 다른 의미에서 로또암이다. 갑상선암 수술을 계기로 평소 생활습관을 돌아보고 건강에 더 신경 쓰게 되었기 때문이다. 이는 미래의 치료비용을 절약하는 것이다. 오늘 걷지 않으면 내일은 뛰어야 한다는 깨우침을 준 갑상선암의 교훈은 나에게 로또복권보다 더 값진 것이다.

어느 부부의 갑상선암 체험

양영선

　남편은 18년째 소방공무원으로 재직하며 이 일을 정말 천직이라 여겼다. 늘 열정적으로 일했고, 부산의 소방 관련 방송은 도맡아 출연하며 소방공무원 교육에도 온갖 노력을 쏟았다. 만능이라 배드민턴, 테니스, 탁구, 야구 등 못하는 운동도 없었다.

　바쁜 2012년 한 해를 보내고 연말 즈음 남편은 부랴부랴 직장 건강검진을 받았다. 그런데 갑상선에 석회물질이 있으니 정밀검사를 받으라는 결과가 나와 동네 병원에서 세침흡인검사를 했다. 남편은 검사결과가 나오기 전날 술을 엄청 많이 마시고 와서는 혹시나 내일 결과가 안 좋으면 술과 담배를 모두 끊을 것이라고 말했다. 갑상선 질환에 대해 아무것도 몰랐던 나는 별걱정은 하지 않았고, 술고래 담배대

장이 술담배를 끊는다는 말도 한 귀로 듣고 한 귀로 흘렸다.

그다음 날 점심 때 남편에게서 전화가 왔다.

"나 갑상선암이란다."

애써 태연한 척 전화는 끊었지만 당사자인 남편의 충격은 더욱더 클 것이라 생각하니 어떤 모습으로 남편을 대해야 할지 혼란스러웠다. 퇴근 후 남편 얼굴을 보는데 바보같이 왜 눈물부터 나는지, 우리 둘은 마주 앉아 한참을 울었다. 그리고 지금부터 병원도 정하고 갑상선암 정보도 알아보자며 서로 위로했다. 결국 한강 이남에서 갑상선암을 가장 많이 수술했다는 부산대학교병원 이병주 선생님께 갑상선암 치료를 받기로 했다.

남편은 암을 진단받자마자 술과 담배를 끊었는데, 술과 담배가 사라진 시간을 어찌 보내야 할지 몰라 혼자 말없이 방에 있기도 하고 멍하니 거실에 앉아 있기도 했다. 또 가끔 낮에 전화해서는 마음이 진정되지 않는다며 자꾸 눈물이 난다고 하는 거였다. 이러다가 큰일나겠다 싶어 그날부터 나는 독해지기로 했다. 남편에게 한 집안의 가장이 거북이암, 착한 암이라고 불리는 갑상선암에 이렇게 무너지면 가족은 어찌되는 거냐고 마음에도 없는 말을 했다. 그사이 남편은 수술 날짜를 잡았고 수술을 위해 등산과 운동을 시작했다.

드디어 수술 전날, 병원에 입원한 후 '잘될 것이다! 파이팅!'을 외치며 사진을 찍었다. 림프선 전이는 있었지만 수술은 깨끗이 잘되었다. 이제 수술 후 관리에 집중할 차례였다. 방사성요오드치료를 위해 2주 동안 저요오드식을 해야 했다. 남편의 도시락을 챙기느라 힘들었지만 내가 안 움직이면 남편은 먹을 것이 없기에 열심히 음식을 만들었다. 평상시 잘 안 먹던 과일까지 잘 먹게 되면서 가족의 식단까지 건강하게 바뀌어갔다.

어느덧 여름이 다가왔고, 2년에 한 번씩 휴가 때가 되면 받는 종합검사에서 나도 혹시 하는 마음으로 갑상선 초음파검사를 추가로 받았다. 검사결과 내게도 작은 혹이 발견되어 동네 병원에서 세침흡인검사를 했다. 그런데 암이란다.

난 암이라고 해도 걱정되지 않을 줄 알았다. 남편의 수술을 지켜봤고 잘되었으니 말이다. 태연한 척 입꼬리를 올리고 미소를 지어보았지만 눈에서는 눈물이 흐르고 있었다. 내가 암이라서기보다는 남편도 이런 마음이었을까, 남자라 울지도 못하고 얼마나 겁나고 슬펐을까 하는 마음이 앞서 눈물이 멈추질 않았다. 병원 한구석에서 혼자 실컷 울고 난 후 진정하고 남편에게 전화를 했다.

"나 갑상선 괜찮고, 정기검진은 받으러 오래요."

차마 수술한 지 8개월밖에 안 된 남편에게 나의 암 진단 소식을 말할 수 없었다. 남편은 약간 의심스러워했지만 다행이라고 말해주었다. 당장 그만둘 수 없는 시스템인 직장에는 미리 알리고 인수인계 작업에 들어갔다. 그리고 "갑상선암은 암도 아니란다, 생존율이 일반 암들보다 높단다, 크기가 작으면 수술을 안 해도 된단다" 등의 위로를 들었다. 하지만 이 말들은 위로가 되기는커녕 나를 더 힘들게 했다. 그 사람들에게 이야기해주고 싶었다. 당신들이 갑상선암이라면 그런 말을 할 수 있겠냐고.

3~4개월 정도 암을 숨기고 남편의 회복을 돕고 있는데, 나의 갑상선암 진단 소식이 남편의 귀에 들어가고 말았다. 직장동료가 말한 것이다. 남편은 잘 이해해주었고, 남편의 위로와 격려는 내게 큰 힘이 되었다. 남편이 잘 해냈듯 나도 잘 해내리라.

이병주 교수님을 다시 찾았다. 수술날짜는 다음 해 2월. 남편이 수술한 지 1년은 지나고 수술할 수 있어서 다행이었다. 그때부터 나도 남편과 함께 운동했다. 산에도 가고 들에도 가고.

내 수술 역시 잘되었고, 방사성요오드치료도 잘 받았다. 그런데 수술 전후 40일 간격으로 친정 부모님이 돌아가셨다. 나는 부모님을 잃은 충격에 방사성요오드치료 전에 해야 할 몸 만들기는커녕 공황장애까지 겪어야 했다. 그래서 방사성요오드치료 후에는 회복이 더뎌 조금 힘들었다. 치료가 끝나고 3개월이 지난 지금에야 좀 괜찮아졌다는 말을 할 수 있다.

짧은 기간 큰 폭풍을 몇 차례 겪고 이제는 좀 안정이 되었다. 지금 돌이켜보니 갑상선암이라서 다행이다 싶다. 이번 일을 계기로 가족 모두 생활패턴이 건강해졌고 아이들에게도 건강한 삶의 중요성을 몸소 일깨워주었다. 무엇보다 가족의 소중함, 부부간의 소중함을 정말 간절히 느꼈다. 그래도 암은 암이다. 갑상선암이 아무리 착한 암, 거북이 암이라고 해도 절대 얕봐서는 안 되는 '암'이라는 점은 분명하다.

남편은 이제 수술한 지 1년 6개월이 지났고, 수술 초기에는 목 잠김 현상 때문에 힘들어했지만 지금은 많이 좋아져 이야기하는 데 큰 무리가 없다. 나 역시 꾸준히 운동하며 관리한 결과 점점 좋아지고 있다. 이젠 좋은 일들만 있을 거라 믿고 오늘 하루도 열심히 살아보리라. 파이팅!!

한국에서의 갑상선암 치료

조경재

'암'은 우리의 관심을 집중시킨다. 특히 정밀검진 후 의사선생님에게서 갑상선암임을 확인받으면 모든 일의 우선순위가 바뀌고 그 직전까지 고심하던 많은 일이 사소한 일이 되어버린다.

2013년 여름 해외초빙교수로 서울대에 오게 되어 가족과 함께 한국에 들어왔다. 평소 한국에서 받는 정밀검진이 여러 질환의 조기발견에 도움이 된다는 주변 분들의 말을 들어왔고, 실제로 질환을 조기발견해 치료한 분도 계셔서 나 역시 한국에 들어온 김에 정밀검진을 받았다. 그때만 해도 별문제가 있으려니 했다. 텍사스 댈러스에서 지내면서 매년 건강검진을 받아왔고, 지방간이 있으니 열심히 운동하고 체중을 조절하라는 주치의 선생님의 권유 말고는 건강에 이상 징후도 없었다.

그런데 검진결과 갑상선에 결절이 발견되어 세침을 이용한 조직검사도 하게 되었다. 사실 1998년 스탠포드대학교 공대 교수로 재직할 당시 갑상선의 반쪽을 이미 제거했었다. 오른쪽 갑상선이 눈에 보일 만큼 부어올라서 검진을 받았는데 갑상선 오른쪽 내부에 물혹이 발견됐다. 세침으로 물혹의 액체를 빼내는 치료를 받았지만 혹이 다시 커져버려 아예 제거하게 되었다. 수술 후에는 목소리가 많이 변해서 정상으로 회복되기까지 상당한 시간이 걸렸지만 연구활동을 하는 데 특별한 문제는 없었다. 이때 많은 사람이 갑상선에 결절을 가지고 있고, 대부분 큰 문제를 유발하지 않는다는 것을 알게 되었다. 내 경우에도 물혹이 부어오르지 않았다면 수술까지는 필요 없었을 것이다. 이런 경험 때문에 갑상선에 결절이 발견되고, 세침흡인검사를 받아야 했지만 의례적인 확인 이상으로는 생각하지 않았다. 그런데 조직검사 결과 갑상선 유두암이 확정적이라는 것이다.

의사선생님의 이야기를 듣는 순간 모든 상황이 바뀌었다. 흔히들 말하는 죽음을 앞둔 순간에 전 생애가 주마등처럼 눈앞을 지나간다고 하는 수준은 아니었지만, 암덩어리가 몸 안에 있다는 사실은 모든 생각과 주의를 집중시켜 스스로도 놀랄 정도로 명료한 정신상태가 되었다.

이제는 명확한 목표인 갑상선암 제거 수술을 받기 위해 다양한 가능성을 검토한 후 결정을 해야 했다. 한국에서 수술할지, 댈러스로 돌아가서 수술할지, 한국에서 하게 되면 어떤 선생님에게 수술을 받을지 모든 것이 불확실했다.

　먼저 갑상선암을 수술한 주변 분들에게 물어보니 많은 분이 한국에서 수술받을 것을 권유했다. 갑상선암 수술은 한국 의사들의 능력이 세계 최고 수준이고, 수술경험도 월등히 많다는 것이었다. 서울에 체류할 일정이 얼마 남지 않았던 나는 서울대학교병원에 예약하고 하정훈 선생님을 만나 8월 초로 수술날짜를 잡았다. 선생님은 결절의 위치와 관련해서 수술 후에 발생할 수 있는 음성변화에 대해 자세히 설명해주었다. 이 설명을 듣고 나서야 십수 년 전 수술 후에 왜 목소리가 바뀐 건지도 이해하게 되었다.

　수술 전날에 입원해서 수술에 필요한 준비절차를 거쳤다. 그러면서 10여 년 전 스탠포드대학병원에서의 경험이 떠올라 자연스럽게 여러 가지가 비교되었다. 십수 년 전이기는 하지만 그때에 비해 훨씬 체계적이고 전문화되었다는 생각이 들었다. 한국의 의료기술과 의료체계를 직접 경험하고 나니 미국의 오바마 대통령이 왜 한국의 의료체계가 부럽다고 했는지 짐작할 수 있었다.

　수술 후 8월 말에 댈러스로 돌아와 몸에 남아 있는 갑상선 세포를 제거하기 위해 방사성요오드치료를 했다. 댈러스의 내분비학과 의사 선생님들을 만나 상담했는데 후속 치료도 한국에 나가서 받고 싶었다. 마침 12월에 한국에 나갈 일정이 잡혀 있었다.

　서울에 도착하자마자 서울대학교병원 내분비내과 박영주 선생님을 만나서 일정을 잡고, 12월 중순에 치료를 받았다. 치료결과 대부분의 요오드가 갑상선이 있던 목 부위에 흡수된 것이 확인되었고, 6개월 후에 갑상선 세포가 제거된 정도를 확인하는 영상촬영만 하면 되었다.

2014년 1월 서울을 떠나 댈러스로 돌아오는 비행기 안에서 지난 6월 건강검진부터 8월 수술, 12월 방사성요오드치료까지 그 과정에서 고마웠던 사람들의 얼굴이 떠올랐다. 1988년에 미국으로 공부하러 떠났다가 20여 년 만에 한국에 돌아와 해외초빙교수로 서울대학교에서 시간을 보내면서 한국 학계의 발전에 큰 감명을 받았고, 한국 의학계와 의료체계를 직접 경험할 수 있었던 매우 뜻깊은 시간이었다. 아울러 한국 의료계에 종사하는 여러분에게 깊은 감사와 경의를 표한다.

의사도 피해갈 수 없는 갑상선암

조재구 | 고려대학교병원 이비인후-두경부외과

이제는 많은 사람이 알다시피 갑상선암은 우리나라에서 가장 흔하게 발생하는 암이다. 내가 근무하는 병원의 의사는 약 350명, 그 가운데 전문의 수는 약 150명이다. 확률적으로 보면 의사들 중에서도 7~8명의 갑상선암 환자가 있는 것이다. 갑상선암을 수술하는 두경부외과 의사인 나는 당연히 그 사실을 잘 알고 있었다. 하지만 갑상선암 환자를 치료하는 내게 갑상선암이 생길 줄은 몰랐다.

2008년 여름으로 기억한다. 병원은 모든 직원을 대상으로 매년 일반적인 건강검진을 시행하고 있지만, 나는 건강에 자신 있는 젊은 나이였고, 많은 업무로 인해 건강검진센터까지의 심리적인 거리가 너무도 멀었기에 건너뛰고 또 건너뛰어 왔다.

그러던 중 병원에서 건물을 신축하고 건강검진센터를 새로 만들면서 건강검진 시 한 사람에게 드는 총 시간을 테스트하기 위해 각 과에서 한 사람씩 차출했다. 우리 과에서는 막내 전문의였던 내가 건강검진을 받게 되었다. 건강검진 중 복부 초음파를 위해 초음파실에 누워 있는데 담당 선생님께서 "목 초음파 한번 봐줄까?" 하시기에 가벼운 마음으로 "네" 하고 대답했다.

검진결과 왼쪽 갑상선에 1.8센티미터 결절이 발견됐다. 선생님은 모양이 좋지 않으니 꼭 세포검사를 받아보라고 하셨다. 나는 그때까지 갑상선에 이상이 있으리라고는 생각하지 못했다. 그래도 그날 영상의학과 교수님께 부탁해 초음파를 보면서 세포검사를 시행했다.

나쁜 예감은 절대 배신하지 않는다. 예상하고 있었으나 세포검사 결과 암세포가 확인되었고, 나는 바로 수술을 결정했다. 수술 전 검사를 하면서, 수술을 위해 병실에 입원하면서, 수술실에 들어가 수술대에 누우면서 참으로 많은 생각을 했다. 머리로는 안전하다는 것을 알고 있지만 불안한 마음은 어쩔 수 없었다. 내가 그동안 수술했던 환자들과 같은 검사를 받고 같은 침대에 누워 같은 수술을 받는구나, 내가 했던 모든 일이 결국 나에게 돌아온다는 아주 간단한 인생의 진리를 몸소 깨닫고 있었다.

수술이 끝나고 병실에서 정신을 차렸을 때는 이제 내 몸에 갑상선이 하나도 없다는 사실이 실감 나지 않았다. 다음 날 아침에 갑상선 호르몬약을 먹기 시작하면서 조금씩 내 몸의 상태를 받아들였다. 이론으로만 알던 손발이 저리는 칼슘저하 증상을 몸으로 직접 겪으면서 환자들의 불편함을 이해할 수 있었다.

　수술 후 정상적인 상태로 회복하는 데 약 2주가 걸렸다. 목에 이물감이나 약간의 음성변화 같은 사소한 불편함 말고는 일상활동이 가능할 정도로 회복이 되니 다시 바쁜 일상이 시작됐고 수술을 받았던 기억과 몸에 대한 걱정은 점차 사라져갔다.

　3개월이 지나 방사성요오드치료를 받기 위해 갑상선호르몬약을 끊고 무요오드 식이요법을 시작하자 치료에 대한 걱정이 밀려왔다. 다시 한번 환자의 마음을 절감했다. 무요오드식을 할 때는 무요오드 소금으로 음식을 만들어 먹는 방법밖에 없는 줄 알았는데, 인터넷을 찾아보니 무요오드 음식을 만들어 배달해주는 사이트가 몇 군데 있었다. 음식에 대한 고민과 만드는 노력을 한꺼번에 해결해주니 무척 편리했다. 이후 외래에서 요오드 제한식으로 고민하는 환자들에게 가끔씩 추천한다.

　갑상선호르몬약을 끊으면 생길 줄 알았던 무력감, 부종 등은 치료 전까지는 느껴지지 않았다. 방사성요오드치료는 벽면을 납으로 만들어 방사선이 새어나가지 않도록 만든 특수병실에 2박 3일 또는 3박 4일간 입원해 치료를 받는다. 사실 많이 걱정했으나 그렇게 힘들지는 않았다. 첫날 알약 하나를 먹고 나서는 침샘을 보호하기 위해 신맛 사탕과 물을 마시며 3일간 편하게 누워 있었다. TV도 질리도록 보고 책도 읽으면서 오랜만에 사색의 시간을 가졌다.

　호르몬을 끊었던 여파는 치료 후부터 시작되었다. 몸이 붓고 움직이기 힘들어지니 무력감이 몰려와 일주일 동안 이불 속에만 있었다.

아이들의 재롱도 받아주기 힘들었고 우울한 기분이 아이들에게까지 흘러 들어가는 듯했다. 일주일 만에 일어나 또다시 병원에서의 일상생활을 시작했고 쌓여 있던 일들을 처리하면서 몸과 마음이 회복되어갔다. 역시 일이 최고다.

그런데 1년에 두 번은 초음파검사를 했어야 했다. 금세 잊고 지내다 게으름으로 한두 번 건너뛰고는 집사람에게 떠밀려 하게 된 초음파검사에서 갑상선암이 다시 발견되었다. 수술한 지 정확히 1년 6개월 뒤였다. 갑상선 주변이 아닌 목 왼쪽 부위의 림프절이 커지고 모양도 변해 있었다. 세포검사 결과 갑상선암의 림프절 전이. 다시 한번 수술을 해야 했다. 이번에는 좌측 경부의 림프절 절제술이었다. 내가 항상 하는 수술이지만 받을 일은 없을 거라고, 아니 그런 생각조차 해보지 못한 수술이었다. 갑상선 수술보다 수술범위도 훨씬 넓고 합병증이나 수술 후 불편함도 많이 생기리라는 것을 알고 있었다.

수술이 끝나고 병실에서 눈을 떠보니 생각보다 더 많이 아프고 불편했다. 3~4일간 잠을 자기 힘들 정도였다. 목 안이 붓고 아파 음식을 먹거나 침을 삼킬 때뿐 아니라 숨을 쉴 때조차 신경이 쓰였다. 여러 가지 약으로 통증을 조절하고 수술 후 목에 넣었던 관을 제거한 후 일주일 만에 퇴원해 집에 돌아오니 지금까지의 일들이 머릿속을 스치며 하나하나 정리가 되었다.

두 번째 방사성요오드치료를 받기 전까지의 과정은 첫 번째보다 더 수월했다. 무요오드식을 먹는 것은 같았으나 그사이 일반적으로 쓰이기 시작한 갑상선자극호르몬 주사제를 이용해 약을 끊지 않고도 치료를 받을 수 있었기 때문이다. 그러나 몸에 투입되는 방사성요오드의 용량이 올라가니 약을 먹은 후 생기는 구토와 두통, 식욕감퇴 등의 증상이 첫 번째 치료 때보다 더 심해졌고, 신맛 사탕을 먹기도 물을 마시기도 어려워졌다. 음식이 구역질을 돋우니 병실에 누워 있는 것이 힘들었다.

치료가 끝나고 사흘 뒤 해외연수 등 여러 가지 일이 겹치면서 회복되는 데 3~4주 정도가 걸렸다. 밥도 잘 먹지 못하고 연수지에서 혼자 지내다 보니 몸을 돌보기가 어려웠다. 3개월 안에 몸은 거의 정상 상태로 돌아왔으나 방사성동위원소치료 때문인지 입마름증이 생겼다. 치료 후 충분히 발생할 수 있는 증상이라는 것을 알았지만 막상 나에게 일어나니 불편함이 이만저만이 아니었다. 밥을 먹을 때도 물이 있어야 하고 과자나 빵은 입안에서 잘 떨어지지 않아 먹기가 불편했다. 그러나 역시 인간은 어떤 상황에도 적응하게 되어 있나 보다. 밥은 물과 함께 먹으면 되고 과자나 빵은 안 먹으면 그만이라는 것을 아주 쉽게 깨우쳤다. 사는 데 아무 지장이 없으니 말이다.

갑상선암으로 여러 가지 치료를 받다 보니 그 과정에서 깨달은 바가 많았다. 첫째, 좋은 일이든 나쁜 일이든 어쨌든 지나간다는 것이다. 지나온 인생에서 나의 능력으로 해결할 수 없었던 모든 일은 결국 시간이 해결해주었다. 둘째, 그렇다면 내가 해결할 수 있는 일들에 최선을 다해야 한다는 것이다. 나의 건강은 결코 나의 것만이 아니다. 나의 건강은 우리 집사람의 건강이며 아이들의 건강이다. 이렇게 원인을 알 수 없이 찾아오는 병은 어쩔 수 없다고 해도 나의 게으름으로 생길 수 있는 고혈압, 당뇨 같은 병들로 가족에게 폐가 되어서는 안 될 것이다. 그것이 가족에 대한 가장 기본적인 예의라고 생각한다. 셋째, 고마움이다. 가족들, 친구들 그리고 무엇보다 나 자신에게 고마운 마음이 생겼다. 가장 가까운 사람들에 대한 고마운 마음은 표현할 수 없을 정도다. 내가 지켜준다고 생각했는데, 사실은 나를 지켜주고 있다는 것을 알게 되었다. 그들 덕분에 내가 다시 일어날 수 있었으니 말이다. 그리고 나 자신에게도 참 고맙다. 큰 충격에도 흔들리지 않고 여러 번의 어려운 치료를 잘 견뎌내주었기 때문이다. 참 고생 많았다고 위로해주고 칭찬해주고 싶다.

갑상선암은 누구에게나 찾아올 수 있다. 피하고 싶다고 피할 수 있는 게 아니다. 다른 암보다는 치료가 수월하지만 결코 가볍지 않은 병이다. 하지만 아픔을 통해 예상치 못했던 인생의 풍요로움을 맞닥뜨릴 수도 있다.

나를 한 뼘 성장시킨 갑상선암

임영지(가명)

　사람들과 마주할 때마다 목에 멍울이 보인다는 말을 듣고도 그저 큰 성대인가 싶어 대수롭지 않게 지내다가 대학 졸업 후 친구의 권유로 받아본 검사에서 갑상선암 의증이라는 진단을 받았다. 진단 당시에는 하늘이 무너져 내리는 것 같았지만, 확진이 아니고 의증이라는 것에 위로를 받으며 애써 외면하며 살았다. 단국대학교병원에서 간호사로 일하기 시작하면서 시간은 너무도 빠르게 흘러갔다. 가끔씩 갑상선암 때문에 입원치료를 받는 환자들을 만날 때면 내색하지는 못했지만 왠지 모르게 마음이 가곤 했다.
　진단 후 추적관찰을 위해 병원에 가야 했다. 그런데 어느 병원으로 가야 할지 고민에 빠졌다. 직장에서 아픈 사람으로 보이고 싶지 않으니까 처음 진단받은 병원으로 갈까, 아니면 그냥 직장에서 진료를 받는 게 나을까 고민하다 진단받은 병원의 외래를 취소하고 지금 근무하는 단국대학교병원 이비인후과 정필상 선생님께 진료를 받기로 결정했다. 병원에서 근무하면서 봐왔지만 늘 결단력 있고 명확한 선생님이라 어떤 결과가 나와, 어떤 선택이 필요하든지 가장 좋은 방법을 알려주실 것 같았기 때문이다.

진료 후 선생님께서는 갑상선 반절제 수술을 권유하셨고, 나는 동의했다. 수술하는 동안 진행한 임시 조직검사 결과는 다행스럽게도 양성이었다. 하지만 일주일 후 최종 조직검사 결과에서는 악성으로 나왔다. 왜 나한테 이런 일이 생겼는지 원망스러웠다. 남은 반대쪽 갑상선을 절제하는 재수술을 결정하기까지 매일 울면서 고민했다. 교과서에 나오는 부정, 분노, 타협, 우울, 수용이라는 각 단계를 다 겪었고, 그동안 간호사로 매일 생활한 병원이라는 곳이 누군가에게는 너무도 아프고 힘든 장소라는 것을 절실하게 느꼈다. 그나마 수술받고 치료받았던 데가 늘 생활하던 곳이라 위로가 되었다.

여성에게 발생하는 암 1위이면서 의료기술의 발달로 조기발견율이 높아진 갑상선암은 진행속도가 느려 거북이암으로 불리지만 진단받은 본인에겐 너무나 큰 상처다. 그러나 아픔은 내가 선택할 수 없고, 진단받고 싶지 않다고 해서 받지 않을 수 있는 것도 아니다. 마음을 굳게 먹고 견뎌내야 한다.

병가를 마치고 병원으로 복귀한 다음부터는 그동안 업무적으로 대하던 환자들이 다시 보였다. 이제 그들의 인간적인 부분에도 마음이 쓰였다. 특히 나와 같은 진단명으로 입원한 환자를 담당하게 될 때는 처음 진단받은 순간부터 수술 후 회복하는 단계까지 더 신경이 쓰였다. 환자 입장에서 생각하다 보니 가끔은 선배님들께 지나치게 감정이 입하지 말라는 핀잔도 듣지만, 그래도 언제나 환자들 입장에서 한 번 더 생각해보게 되었다.

갑상선은 눈에 띄는 곳에 위치하여 다른 부위 수술과 달리 상처 관리가 정말 중요하다. 그렇기 때문에 경험까지 곁들여 수술 후 상처 관리를 설명하는데, 내 작은 흉터를 보며 부러워했던 환자들도 있다. 또 수술 후 손발이 저리다는 환자가 며칠 후 증상이 나아질 때면 함께 좋아했던 기억도 난다. 퇴원할 때 이것저것 궁금한 점들을 상담해줄 때면 같은 병을 앓았던 경험자로서 방사성요오드치료나 수술 후 지속적인 외래 방문, 혈액검사에 대해 자세하게 이야기해줄 수 있어서 더 큰 보람을 느꼈다. 그리고 그들을 위로하는 나를 보며 많이 담담해졌구나 하는 생각도 들었다.

아팠던 사람이라는 꼬리표를 붙이지 않으려고 모든 일을 더 열심히 했다. 아픈 것은 내가 선택할 수 없었지만 후회하지 않으려고 노력했고, 그 덕분에 즐겁게 일할 수 있었다. 그대로 멈추어 있을 것만 같았던 시간이 흘러 벌써 수년의 시간이 지났다. 아직도 그때만 생각하면 마음이 아프고, 그 상황이 나를 비켜갔다면 얼마나 좋았을까 싶기도 한다. 하지만 건강의 소중함을 깨닫고 좀 더 주의하게 되었으며, 간호사로서 환자를 이해하는 데 큰 도움이 되었다.

더 좋은 의사가 되겠다는 다짐

이연지

나는 경상대학교 의학전문대학원에서 의학을 공부하고 있다. 영상의학과 실습기간이면 초음파로 여학생은 갑상선을, 남학생은 복부를 집중적으로 관찰한다. 실습이 한창이던 2013년 12월, 레지던트 선생님이 내 갑상선을 보고 결절이 관찰된다며 한번 검사해보는 것이 좋겠다고 말씀하셨다. 당황스럽고 걱정스러웠다. 집에 돌아와 수업시간에 공부했던 것을 되짚어보았고 교과서를 찾아보기도 했다. 또 주변 지인들과 선배님들께 조언을 구했다.

우리 학교는 갑상선암 수술을 외과에서도 하고 이비인후과에서도 한다. 각 과는 나름의 특성과 장단점이 있겠지만 막상 내 일이 되고 보니 어느 과를 가야 할지 쉽게 결정을 내리지 못하고 망설였다. 그때 남편이 4학년 이비인후과 실습 중 갑상선암 수술에 관한 수업과 수술 참관이 인상적이었다며 이비인후과를 강력히 추천했다. 수술 이후 환자의 목소리, 미용적인 측면, 예후, 특히 림프절 절제범위를 결정할 때 환자 입장에서 좀 더 고민한다고 느껴진 점이 가장 큰 이유였다. 결국 난 이비인후과의 우승훈 선생님을 찾아가 초음파검사와 세침흡인검사를 했다.

검사결과는 여포암이었다. 여포암은 다른 암들과 달리 혈행성으로 전이되고 예후가 유두암에 비해 좋지 않기에 바로 수술을 결정했다. 이 과정에서 가족과 선생님의 격려로 힘을 얻을 수 있었다. '환자, 의사, 사회' 수업에서 배웠던 환자와 의사 사이가 '우리'라는 단어로 묶여지는 것을 실감했다.

2013년 1월 19일, 수술을 위해 병원에 입원했다. 그동안 의사를 꿈꾸면서 매일같이 병원실습을 다녔지만 직접 환자가 되어 병원에 오니 기분이 묘했다. 전신마취에 대한 두려움, 혹시 수술이 잘못되면 어떡하나 하는 걱정에 잠을 설치기도 했다.

수술 전날 저녁 회진 때 선생님은 CT검사 결과 갑상선 말고도 침샘과 후두개에 낭종이 발견되었으니 내일 함께 절제하는 것이 좋겠다고 하셨다. 조기에 발견된 것이 다행이라는 생각도 들었지만 동시에 3군데를 수술한다고 하니 불안감은 더욱 커졌고, 수술 당일 잔뜩 긴장한 채 수술실로 들어갔다. 수술이 끝난 후 회복실에서 갑상선 전절제술을 했고 다른 2군데의 수술도 모두 잘되었다는 이야기를 남편에게 들었다. 다행이었다. 이후 가족들의 얼굴을 보자 그제야 마음이 좀 놓였다.

입원실로 돌아와 회복하는 과정은 힘들기도 했지만 배움의 연속이기도 했다. 목의 통증 때문에 음식을 삼키기 힘들었고, 일시적으로 칼슘 수치가 떨어져 얼굴 경련과 손저림 현상을 경험하기도 했다. 글로 읽기만 했던 증상들을 직접 경험해보니 더 많이 느끼고 배울 수 있었다.

선생님께서는 매일 회진할 때 불편한 곳은 없는지 목의 상처는 어떤지 상세히 살펴보고 궁금한 점을 자상하게 설명해주셨다. 특히 성대의 움직임과 목소리 상태를 꼼꼼히 확인해주셨다. 이렇게 7박 8일 동안 선생님들의 많은 관심과 보살핌 속에서 건강하게 회복했고, 지금은 일상생활로 다시 돌아왔다.

그동안 막연하게 환자들의 병을 고치는 훌륭한 의사가 되어야겠다고 생각했는데 직접 환자가 되어 수술을 받아보니 병을 진단받고, 인식하고, 치료를 결정하는 매 순간이 얼마나 힘들고 두려운 과정인지 절실히 느꼈다. 의학을 공부하는 사람인 나도 이렇게 힘든데, 환자들은 얼마나 두렵고 힘들까. 환자의 입장을 이해하게 된 이번 경험은 나중에 의사생활에서 큰 도움이 될 것이다.

갑상그릴라 카페 이야기

조재훈(석송)

2006년은 나에게 참 힘든 한 해였다. 갑상선암을 수술받은 지 16년이 지난 그해에 갑상선암이 재발해 처음으로 방사성요오드치료를 받았다. 그리고 같은 해에 갑상선 질환에 대한 정보를 나누는 카페인 '갑상그릴라'를 오픈했다.

갑상선암 재발에 따른 정신적인 스트레스는 엄청났다. 처음 갑상선암을 발견해 수술을 받은 후 나는 다시 건강하게 생활할 수 있을 거라는 확신이 있었다. 그런데 16년 후에 갑상선암이 재발하니 모든 것이 무너지는 듯했다. 우선 방사성요오드치료란 무엇인지, 어떻게 진행하고, 그 경과는 어떤지에 대한 정보를 검색해봤지만 만족할 만한 정보를 찾을 수 없었다. 그때 갑상선암에 대한 정보를 한곳에 모으고 갑상선 질환 환자들이 서로 정보를 교환할 수 있는 공간이 필요하다는 생각을 했다. 이런 공간을 만들고 관리하는 것은 퇴직 후에 사회적 자원봉사를 하면서 노후를 보내겠다는 내 인생계획에도 부합했다. 그래서 갑상선 질환 전문카페인 '갑상그릴라'를 만들게 된 것이다.

갑상선암에 걸렸다는 사실을 처음으로 알게 된 환자들은 멘탈이 붕괴되는 상태에 빠진다. 암이라는 사실을 받아들이기 힘들고, 수술 후의 고통도 만만치 않다. 그런데 환자의 주변 사람들은 '갑상선암은 착한 암이다', '갑상선암은 암도 아니다', 심지어 '갑상선암은 로또에 당첨된 것이나 마찬가지다'라는 말로 위로 아닌 위로를 하며 갑상선암 환자에게 심적 부담을 안긴다. 가벼운 감기도 견디기 어려울 때가 있는데, 아무리 착한 암이라도 암이 주는 정신적 부담은 이루 말할 수 없다. 카페 회원들 가운데 많은 분이 이런 내용의 글을 카페에 올려 아픈 마음을 호소하고 있다. 배우자나 가족, 친구, 주변 지인들은 환자의 심리적 상태를 고려해 좀 더 주의하여 말해야 할 것이다.

나는 1990년에 수술을 받았는데 수술한 직후 사흘 정도는 수술부위의 고통이 너무 컸다. 당시 이런 고통을 겪으니 차라리 죽는 게 낫겠다고 생각하기도 했었다. 어떤 갑상선암 전문의는 정작 자신이 갑상선암으로 수술을 받게 되자 갑상선암 환자에 대한 생각이 바뀌었다고 고백하기도 했다.

카페 게시판에는 다음과 같은 불편한 사례도 올라오곤 한다. 지방에서 갑상선암을 진단받은 사람이 명의를 찾아서 서울의 큰 종합병원을 찾아간다. 그런데 막상 명의라고 알려진 의사의 진료를 받고는 실망하고 만다. 왜일까? 그 명의라는 의사가 환자의 상태를 제대로 설명하지도 않고 무조건 수술하라고 한다든가, 환자의 질문을 대수롭지 않게 여긴다든가 하는 비인간적인 행동을 하기 때문이다. 명의라면 환자의 마음을, 아니 인간의 마음을 잘 헤아릴 줄도 알아야 하는 것 아닐까? 육신의 병을 고쳐주는 것은 물론 마음까지도 어루만져주는 의사가 진정한 명의가 아닐까?

나는 이제 6개월마다 정기검사를 받으러 병원에 간다. 하루 전에는 혈액검사만 하고, 그다음 날 담당의사의 진료를 받는다. 그리고 신지로이드를 6개월치 처방받고, 다시 6개월 후의 검사와 진료를 예약한다. 내 담당의사는 과잉진료를 하지 않는다. 그래서 선생님께 감사와 존경의 마음을 갖고 있다. 갑상선암을 수술받은 회원들은 나처럼 정기검사를 받을 때 혈액검사로 갑상선호르몬을 점검한다. 물론 나도 혈액검사에서 이상 징후가 보이면 그다음 정기검사에서 초음파검사를 받는다. 그런데 왜 갑상선암 환자들은 나 같은 사람을 부러워할까? 그것은 과잉진료가 의심되기 때문이다. 정기검사를 받을 때마다 혈액검사뿐 아니라 초음파검사, 심지어 PET-CT까지 하는 경우도 있어서 병원에 갈 때마다 이렇게까지 해야 하는지 의문이 든다.

내가 갑상선암을 수술받은 지 20여 년이 되었다. 갑상선암을 수술하면 평생 정기적으로 병원에 가서 갑상선 관리를 받아야 하기 때문에 한 번 갑상선암 환자는 죽을 때까지 갑상선암 환자다. 나 역시 꾸준히 관리해야 하는 갑상선암 환자로서 카페 '갑상그릴라' 회원들과 희로애락을 같이하며 많은 것을 배우고 느낀다. 앞으로도 이 카페는 갑상선암 환자들에게 도움을 주고 희로애락을 나누는 마당이 될 것이다.

※갑상그릴라 http://cafe.daum.net/thyroidcancer는 회원이 61,900명에 이르는 갑상선 정보 교환 커뮤니티다.

마치며

갑상선암 환자들
그리고 그 암을 치료하는 의사들의 이야기

관악이비인후과. 전 고려대학교 교수
최종욱

    갑상선암은 물론 모든 종양 수술을 집도하는 의사들은 수술을 결정하는 것도 어렵지만 한 번 수술하면 평생 책임져야 된다는 생각에 마음이 무겁다. 수술 전날 밤이면 수술에 대한 염려와 불안감이 밀려오지만 이제까지의 수술경험을 떠올리면서 생각을 정리하고 최선을 다하겠다는 다짐을 한다.

    갑상선암은 수술을 통한 완치율이 95퍼센트 이상이어서 환자들이 대부분 비교적 간단한 수술이라고 생각한다. 바로 이런 생각 때문에 의사로서 더욱 부담이 큰 수술이다. 갑상선 주변에는 기관, 식도, 심장과 내장기관을 조절하는 미주신경, 성대를 움직이는 반회신경, 칼슘대사를 조절하는 부갑상선, 뇌에 혈액을 공급하는 경동맥과 경정맥 등의 주요 장기가 있다. 또 림프절이 여러 곳에 분포되어 갑상선암 수술은 고도의 집중력과 기술을 필요로 한다. 갑상선 수술로 노벨상을 받은 스위스 베른대학병원의 코허 교수 역시 그의 자서전에서 갑상선 수술은 출혈이 많고, 갑상선은 두경부에 있는 유일한 호르몬 생성기관이어서 정교한 술기와 갑상선호르몬의 기능에 대한 이해가 필수라고 강조했다.

갑상선의 일반적인 수술원칙은 의사가 수술부위의 기능적 해부학적 구조를 완벽하게 파악하고 있을 것, 질환에 대한 병태생리학적 특성과 침범범위를 추정할 수 있을 것, 충분한 수술시야를 확보한 후 정상 조직과 그 기능의 손상을 최소화하면서 질환을 통째로 적출해 수술 후 잔류 질환이나 재발을 방지하기 위한 후속 치료를 준비할 수 있을 것 등을 들 수 있다. 물론 환자와 그 가족이 수술의 필요성을 이해하고, 미리 예상할 수 있는 부작용과 후유증, 수술 후 관리 및 재발 가능성을 충분히 알고 동의해야 한다. 모든 환자와 질환은 제각기 다른 구조와 특성이 있기 때문에 이러한 수술원칙을 똑같이 적용할 수는 없지만, 이는 지켜져야 할 최소한의 조건이다.

일반적으로 수술로 질병을 치료하는 경우 염증성 질환은 80퍼센트, 양성종양은 100퍼센트, 암은 120퍼센트라고 생각하고 병변을 제거해야만 성공적인 수술이라고 한다. 수술 후 부족한 부분은 항생제, 항암제, 동위원소 또는 방사선치료를 함으로써 완치되도록 해야 한다.

환자들은 자신의 수술을 집도하는 의사가 신이기를 바란다. 전신마취가 되어 있는 동안 완벽한 수술이 진행되어 모든 병변이 제거되고 병마로부터 해방되기를 바란다. 온갖 소문과 인터넷을 뒤져 신과 같은 '명의'를 찾아 몇 달을 기다린 끝에 수술날짜를 받아놓고, 그래도 못 믿어 이 병원 저 병원 다니면서 수술이 꼭 필요한지, 다른 방법은 없는지 알아보다가 황당한 치료법에 현혹되어 엄청난 경제적 손해를 보고 질환의 위험성만 더 키워 방문하는 안타까운 경우도 있다. 내 자신이 암에 걸렸을 때 '나도 저렇게 하게 될까' 하는 생각에 마음이 약해져 그 상황이 이해가 되기도 한다.

갑상선암을 포함해 목 부위의 암을 치료하는 두경부외과 의사로서 환자들을 대할 때마다 아주 조심스럽지만 솔직하게 환자의 입장에서 설명하고 수술의 한계성을 명확하게 말씀드린다. 수술하는 데 '신의 손은 없다'고 생각한다. 생명에 대한 진정성, 환자에 대한 책임감을 안고 수술 시 세심한 술기로 병변을 최대한 완벽하게 제거하는 의사가 진정한 두경부외과 의사이고 명의다. 아무리 경험 많은 두경부외과 의사라 할지라도 제각기 다른 특성을 가진 악성세포로 구성된 암을 수술만으로 완치시키는 것에는 한계가 있다. 어떠한 경우라도 정상적인 기능의 손상은 최소화하면서 암 조직과 전이된 부위를 제거하고, 적절한 후속 치료를 통해 환자의 건강을 회복시켜 일상적인 생활로 복귀할 수 있도록 도와주는 것이 의사의 역할이다.

나뭇가지에 달린 몇 개의 암덩어리만 보고 나뭇가지만 잘라내는 수술을 하면 안 된다. 그 나무가 서 있는 숲과 열매를 생각하면서 암덩어리가 붙어 있는 나뭇가지는 물론, 둥지와 여러 갈래로 뻗어 있는 뿌리까지 통째로 제거하는 것이 갑상선암 수술의 기본이다.

가족 모두 살펴야 하는
갑상선 수질암

전북대학교병원 이비인후-두경부외과
홍기완

어느 날 중년의 한 남성이 아이와 함께 이비인후과를 찾았다. 그 남성은 한 달 전 내분비내과에서 갑상선 수질암이 의심된다는 결과를 듣고 수술받기 위해 내원한 것이었다. 같이 온 아이는 외동딸이었는데, 천진난만하고 눈망울이 매우 맑았다. 아빠가 입원해 있는 동안 곁에서 재롱을 부리면서 아빠가 의지를 갖고 암치료를 받을 수 있도록 결정적인 도움을 주었다.

남성 환자의 수술은 성공적이었고 회복도 잘되었다. 그런데 불행하게도 조직검사 결과 갑상선암 가운데서도 매우 드문 수질암으로 최종 판명되었다. 조직검사 확정 후 나는 아이의 눈망울을 다시 쳐다보았다. 정말 초롱초롱하고 예쁜 눈빛이었다. 수질암은 가족력을 갖기 때문에 환자에게 유전자검사를 시행했다. 검사결과 RET 유전자변이로 진단되었다. 나는 매우 조심스럽게 환자에게 딸의 유전자변이 여부를 판명할 수 있는 검사를 받는 것이 어떻겠냐고 권유했다. 딸을 바라보는 얼굴에서 걱정스럽고 죄스러운 심정을 금세 읽을 수 있었다.

이비인후과 두경부 영역에서 가장 많이 하는 수술은 갑상선암으로 인한 갑상선 절제술이다. 갑상선암 중에서 유두암이 가장 많이 발생하는데, 갑상선 절제술과 방사성요오드치료를 통해 좋은 예후를 보인다. 하지만 매우 드물게 다른 종류의 암도 발생한다. 특히 갑상선 수질암으로 판명되면 가족 모두 유전자검사를 시행할 것을 강력히 권한다. 갑상선 수질암은 상염색체 우성유전으로 부모 중에 한 사람이라도 이 암과 관련된 유전자가 있다면 자녀들에게 100퍼센트 유전되기 때문이다.

수술받은 지 약 한 달 후 그 남성은 딸을 데리고 병원을 다시 방문했다. 마침 여배우 앤젤리나 졸리의 유방절제술이 세간을 뜨겁게 달구고 있었다. 풍만한 가슴과 섹시한 이미지로 사랑받는 유명한 여배우가 양쪽 유방절제술을 받았다는 사실은 세계적으로 핫이슈였다. 그렇다면 그녀는 왜 유방절제술을 받은 걸까?

미국 일간지 〈뉴욕타임스〉에 실린 '나의 의학적 선택'이라는 기고문에서 앤젤리나 졸리는 어머니와 외할머니에게서 유방암과 난소암 위험 유전자인 돌연변이 유전자를 물려받은 것을 알게 되었으며, 암 발생확률을 낮추기 위해 수술했다고 밝혔다.

의학유전학 연구결과에 따르면, 매우 드물지만 유방암 관련 유전자인 BRCA1이나 BRCA2에 해로운 돌연변이를 가진 여성은 상대적으로 약 5배의 유방암 위험이 있고, 난소암 위험은 약 10~30배에 이른다고 알려졌다. 그렇지만 암 유전자를 가진 모든 사람에게서 암이 발생하는 것은 아니기에, 암 발생 관련 유전자가 있다고 해서 미리 유방을 제거하는 게 과연 합당한가에 대한 논쟁도 뒤따랐다.

갑상선 수질암 역시 가족력이 있는 암으로, 암 관련 유전자인 RET 유전자가 밝혀졌다. 유방암 관련 유전자인 BRCA1과 BRCA2가 난소암과도 관련이 있는 것처럼 RET 유전자가 진단되면 갑상선 수질암뿐 아니라 부신에 크롬친화성암종, 부갑상선 기능항진증 같은 다른 내분비기관에도 이상이 발생할 가능성이 있다.

이 아이는 다행히 부모의 동의를 얻어 소아과에서 필요한 모든 검사를 받았다. 여러 검사결과 갑상선에서 어떤 종물도 확인되지 않으며, 부신종양도 부갑상선 기능항진증도 없었다. 그러나 혈액검사 결과 수질성 갑상선암을 의심할 수 있는 칼시토닌 수치가 30 정도로 증가되었고, 유전자검사 결과 RET 유전자변이로 진단되었다. 아무래도 예방조치가 필요할 것 같았다. 그러나 부모를 설득하기가 쉽지 않았다.

방사선 영상검사 결과 갑상선 종물이 전혀 발견되지 않았기 때문에 어린아이의 갑상선 전체를 절제한다는 결정은 쉽지 않았다. 이제 고작 10세인데 지금부터 평생 갑상선호르몬을 복용해야 한다는 점도 부담이었고, 앞으로의 삶도 생각해야 했다. 이 문제는 부모와 당사자는 물론 의사인 내게도 어려웠다. 하지만 갑상선 수질암이 가족력을 갖는 경우 산발적으로 나타나는 경우보다 진행이 빠르고 더 공격적이라서 혈액 칼시토닌 수치가 증가했다면 반드시 수술해야 한다. 나는 아이와 부모에게 앤젤리나 졸리의 경우를 자세히 설명하며 설득했고, 결국 수술을 받기로 했다.

아이의 갑상선을 성공적으로 모두 적출한 후 갑상선을 육안으로 자세히 살펴보니 역시 종물은 없었다. 조직검사 결과는 어떨지 매우 궁금했다. 수술한 지 3일째 되는 날 드디어 조직검사 결과가 나왔다. 놀랍게도 양쪽 갑상선에서 각각 2밀리미터의 미세수질암이 진단되었다. 수술한 것이 천만다행이었다. 미루고 미룬다 할지라도 결국 아이는 수술을 받을 수밖에 없었을 것이다. 이제 10세인 아이를 수술대에 올릴 수밖에 없었던 부모나 의사의 결정이 잘못된 선택이 아니었던 것이다.

이 아이처럼 암 관련 유전자가 있다고 해서 모든 사람이 예방적으로 수술을 받아야 하는 것은 아니다. 다만 유전병에 대해 일반인들도 충분히 이해하고 있어야 하며, 유전 질환이 있다면 조기에 적절한 검사로 진단받고 치료계획을 세워야 한다.

내 마음속 슬픈 미소

고려대학교병원 이비인후-두경부외과
권순영

 2009년 어느 늦은 가을 진료실에 낯익은 분이 찾아오셨다. 1년 전까지 우리 병원 교수연구동을 관리해주시다 정년퇴직하신 분이었다. 예순에 가까웠지만 하얀 피부와 단아한 이미지로 나이보다 훨씬 젊어 보이셨다. 늘 우아한 미소를 띠며 의사들을 따뜻하게 뒷바라지해주셔서 모두 이분을 좋아했다. 나 역시 감사한 마음이 있었는데 정년퇴직하신다는 말을 듣고 무척 섭섭했었다.
 반가운 얼굴로 인사하고 어쩐 일이시냐고 묻는 내게 조심스럽게 말을 꺼내는 순간, 나는 이분 목소리에 문제가 있음을 직감했다. 후두내시경을 통해 성대의 움직임을 관찰한 결과 좌측 성대가 마비되어 있었다. 이분이 다른 병원에서 촬영한 경부CT 사진을 가져오셨는데 검토해보니 갑상선암일 가능성이 높았다. 갑상선암을 판별하는 데 가장 중요한 검사인 초음파검사와 세침흡인검사를 비롯해 기본적인 검사를 시행했다. 예상대로 가장 흔한 갑상선암인 유두암이 의심되었다.

나는 왠지 모르게 죄송스러운 마음으로 수술을 해야 한다고 말씀드렸다. 이분은 선생님이 수술을 잘해주실 테니까 걱정하지 않겠다고 담담하게 말씀하셨고, 나도 괜찮을 거라고 안심시켜 드렸다. 병기가 꽤 진행된 것 같아서 내심 걱정되기도 했지만, 유두암은 워낙 예후가 좋고 충분히 절제할 경우 완치할 가능성이 높아서 그간 고마웠던 것을 보답할 수 있는 기회라는 생각도 들었다.

환자의 암이 진행된 상태를 판정하고, 전신마취를 위한 수술 전 검사에서 별 이상이 없음을 확인한 후 수술을 진행했다. 우려했던 것처럼 암은 좌측 성대와 기관의 일부를 침범했으나 후두반회신경 및 일부 기관을 포함해 충분히 절제할 수 있었다. 수술 후 음성재활치료와 방사성요오드치료가 남아 있긴 하지만 예후는 괜찮을 것 같았다. 조금 가벼워진 마음으로 수술을 마쳤고, 저녁 회진 때 밝은 표정으로 환자분을 대할 수 있었다.

며칠이 지난 후 최종 조직검사 결과를 확인하고는 아연실색할 수밖에 없었다. 갑상선에 생긴 약 3센티미터의 미분화암 때문이었다. 같은 갑상선암이라도 미분화암은 유두암과 달리 1년 생존율이 10퍼센트가 채 안 되는, 인체에 생기는 암 중에서도 예후가 정말 안 좋은 암 중 하나다. 전이 여부를 더 정확하게 판명하기 위해 PET-CT를 비롯한 정밀검사를 시행했다. 그런데 정밀검사 결과는 또다시 나를 실망시

컸다. 폐 부위에서 전이가 발견된 것이다. 환자분에게 이 어려운 상황을 설명하기가 너무 싫었다. 무거운 마음으로 상황이 좋지 않다고 말씀드렸더니, 환자분은 슬픈 얼굴에 엷은 미소를 띠며 최선을 다해주실 것을 믿겠다고 답하셨다. 왜 하늘은 이렇게 착하고 고운 분에게 이런 어려움을 주실까 하는 원망스러움과 10여 년 전 암으로 작고하신 아버지의 모습이 겹쳐져 가슴이 미어졌다.

방사선종양학과, 종양내과와 협의하여 외부 방사선조사 및 항암치료를 하기로 했다. 하지만 안타깝게도 이분은 그로부터 3개월 후 폐 전이가 심해지면서 폐렴으로 세상과 이별하셨다.

갑상선암은 대개의 경우 예후가 매우 좋다. 그래서 갑상선암을 치료하는 의사들도, 치료를 받는 환자들도 좀 더 가벼운 마음으로 치료에 임하고, 실제로 거의 100퍼센트에 가까운 생존율이 보고되기도 한다. 하지만 이런 공격적인 암 앞에서는 두경부외과 의사로서 무기력한 현실이 가슴 아프고 '인간 생명의 무게보다 더 무거운 것은 없다'라는 말이 절실해진다. 그 절망적인 순간에 내게 보여준 환자분의 엷은 미소가 잊히지 않고 내 머리와 가슴에 남아 있다.

대한민국 최고 의사들이 알려주는 갑상선암의 모든 것

재개정판 1쇄 발행 2022년 2월 28일
재개정판 2쇄 발행 2024년 1월 30일

지은이   대한두경부외과학회

펴낸이   이희석
펴낸곳   (주)재승출판
등록   2007년 11월 06일 제2007-000179호
주소   우편번호 06614 서울특별시 서초구 강남대로 423 한승빌딩 1003호
전화   02-3482-2767
팩스   02-3481-2719
이메일   jsbookgold@naver.com
홈페이지 www.jsbookgold.co.kr
ISBN   979-11-88352-45-6   13510

책값은 뒤표지에 있습니다.
잘못된 책은 구입처에서 바꾸어 드립니다.

이 책은 저작권법에 따라 보호받는 저작물이므로 무단 전재와 무단 복제를 금지하며,
이 책 내용의 전부 또는 일부를 이용하려면 반드시 저작권자와 (주)재승출판의 서면 동의를 받아야 합니다.